理系のための
知的財産権

阿部・井窪・片山法律事務所　弁護士・弁理士
服部　誠
黒田　薫　著

南山堂

序

　本書は，初めて知的財産権制度を学ぼうとする研究者や理系の学生の方々が，知的財産権に関する実務的に重要な事項を短時間で理解するための入門書です．

　知的財産権制度とは，知的創造活動によって生み出された情報を，創作した人の財産として保護するための制度のことです．創作的な表現である「著作物」は，著作権法に基づいて「著作権」という権利が付与されることによって保護が図られています．また，技術的な新しいアイデアである「発明」は，特許法に基づいて「特許権」という権利が付与されることによって保護が図られています．

　政府は，「知的財産立国」の実現を目指してさまざまな施策を進めています．「知的財産立国」とは，発明・創作を尊重するという国の方向を明らかにし，ものづくりに加えて，技術，デザイン，ブランドや音楽・映画等のコンテンツといった価値ある「情報づくり」，すなわち無形資産の創造を産業の基盤に据えることにより，わが国の経済・社会の再活性化を図るというビジョンに裏打ちされた国家戦略のことです．このような国の施策にも現れているとおり，知的財産権制度は，日本の経済社会にとって極めて重要な役割を担っています．

　知的財産権の多くは，理系出身の方々によって作り出され，また，理系出身の方によって活用されています．したがって，理系出身の方々が，知的財産権について正しい知識をもつことはとても重要なことです．

　本書は，そういった理系出身の方々が，著作権と特許権を中心に，知的財産権制度全体を短時間で理解できるように作成されています．図表や実際の裁判例をふんだんに取り入れ，初学者でも理解しやすいように工夫をこらしました．また，著作権，特許権以外の知的財産権である実用新案権，意匠権，商標権や不正競争防止法についても，重要事項をわかりやすくコンパクトに解説しました．

　本書が，これから知的財産権と関わり合いをもつ方々のお役に立てれば大変嬉しく思います．

　最後に，本書の出版にあたっては，南山堂『薬局』編集部の根本英一氏，須田幸司氏，谷田直輝氏に大変お世話になりました．ここに感謝の意を表します．

令和元年6月

阿部・井窪・片山法律事務所
弁護士・弁理士　服部　誠
弁護士・弁理士　黒田　薫

第1章 著作権　　服部 誠

1. 著作権の客体 ―著作物性― ……… 2
2. 著作権の内容 ―著作財産権と著作者人格権― ……… 19
3. 著作権の享有主体 ……… 27
4. 著作権の制限 ……… 33
5. 著作権の活用 ……… 39
6. 著作権侵害と救済手段 ……… 40

第2章 特許権　　黒田 薫

1. 特許制度の意義 ……… 56
2. 特許出願書類 ……… 57
3. 特許要件 ……… 63
4. 特許取得手続 ……… 73
5. 特許権の効力 ……… 80
6. 特許権侵害と救済手段 ……… 88
7. 職務発明 ……… 97
8. 延長登録制度 ……… 101
9. 先発医薬品と後発医薬品 ……… 108

第3章 その他の知的財産権

……………………黒田 薫

1 ■ 実用新案権 …………………………………… 114
2 ■ 意匠権 ………………………………………… 120
3 ■ 商標権 ………………………………………… 126
4 ■ 不正競争防止法 ……………………………… 134

索 引 ……………………………………………………… 140

第 1 章
著作権

第1章 著作権

1 著作権の客体
―著作物性―

「著作物」性の意義

1 「著作物」の意義

著作権の保護の客体になるのが，**「著作物」**です．すなわち，著作権法上の「著作物」に該当しない他人の表現物を利用しても，およそ著作権侵害は成立しないため，著作権法上の「著作物」とは何かを理解することが重要です．もっとも，著作物性が認められず，著作権侵害が成立しないからといって，他人の論文を引用元も示さないで利用することは避けるべきです．**モラル違反**を問われるとともに，引用元の著作者などとのトラブルのもとになることがあります．

著作権法上，「著作物」とは，①「思想又は感情」を，②「創作的」に，③「表現」したものであって，④「文芸，学術，美術又は音楽の範囲に属するもの」と定義されています（著作権法2条1項1号）．ある情報が著作物として保護されるためには，2条1項1号の定義をみたす必要があります．

> 「著作物」とは，
> ①「思想又は感情」を
> ②「創作的」に
> ③「表現」したものであって，
> ④「文芸，学術，美術又は音楽の範囲に属するもの」を指す（著作権法2条1項1号）．
>
> ①は単なる事実やデータを，
> ②は他人の作品の単なる模倣品等を，
> ③はアイデアを，
> ④は工業製品などを，著作権法の保護対象から除外する機能を有する．

a）「思想又は感情」

「思想又は感情」ではない客観的事実は，保護の対象とはなりません．事実自体に独占を認めることは，表現の自由や学問の自由に対する重大な弊害となりうるので，独占

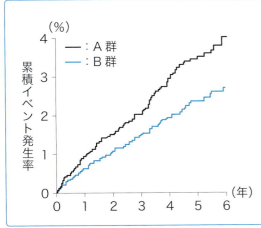

図 1-1 データは「著作物」とはならない

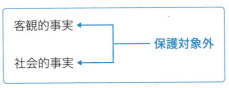

図 1-2 事実そのものは「著作物」とはならない

を認めるべきではないためです．そこで，基礎研究や臨床試験の過程で得られたデータや山やビルの高さなどといった**社会的事実**は，「著作物」ではありません（図 1-1，図 1-2）．

どんなに技術的に価値の優れた実験データであっても，それは，単に客観的な事実そのものであり，「思想又は感情」を表したものではないので，著作権による保護の範囲外となります．例えば，大阪地裁昭和 54 年 9 月 25 日「発光ダイオード論文事件」判決では，

> 「MgTe がウルツ鉱型構造を有している．」
> 「原子間距離は，2．76A，2．77A である．」
> 「Mg のカルコゲナイドで四面体構造を有するものは Te 化合物だけで，他の化合物は岩塩構造をもっている．」
> 「(MgTe が) 化学的に活性で水とは爆発的に反応を起す．」
> 「Cd-Te，Mg-Te の原子間距離はそれぞれ 2．81，2．77A」

などの各表現は，仮にそれが原告の発見した事項であるとしても，自然科学上の法則ないし物質の構造，特質を説明するための普遍性のある表現であるため，著作物性が否定されています．

b)「創作性」

　他人の著作物を単に模倣したに過ぎない表現は,「創作性」が認められません．また,ある思想または感情を表現しようとするとき,表現が1つしかないような場合,あるいは極めて限定されているような場合は,表現について著作者の個性を発揮する余地がないため,「創作性」が否定されることになります（表1-1）．ここで重要なことは,「創作性」が要求されるのは表現（どのように表現するか）であって,表現の元となる「アイデア（発想）」や「事実」ではない,ということです（図1-3）．例えば,原理・原則・定説などそれ自体は著作物性が認められない表現をわかりやすく解説した教科書の著作物性が問題となった事例において,東京地裁平成19年5月28日「租税論事件」判決は,

> 「既に明らかとされている原理・原則・定説を解説する場合についても,これをどのような文言,形式を用いて表現するかは,各人の個性に応じて異なりうる」,「原理・原則・定説を内容とする租税論の入門的教科書であっても,わかりやすい例を用い,文章の順序・運びに創意工夫を凝らすことにより,創作性を有する表現を行うことは可能であり,記述中に公知の事実等を内容とする部分が存在するとしても…（中略）…その具体的表現に創作性が認められる限り,著作物性を肯定すべき」

であるとして,例えば,

> 「イギリスでは17世紀に,イギリス革命と呼ばれる大革命が起きました．ピューリタン革命（1640～1660年）と名誉革命（1688～1689年）です．革命が勃発

表1-1　「創作性」が否定されるであろう例（下線部）

<u>本剤は疾患Aに対して高い治療効果を示すものの,副作用Bの発現率が高いことが知られている[1]．最近の筆者らの研究により,薬剤Cとの併用で副作用Bの発現が抑制されることが示唆された[2]</u>ことから,<u>今後,本剤と薬剤Cとの併用療法が,疾患Aに対する薬物治療の選択肢の1つとなっていくかもしれない[3]．</u>

上記1）は,本剤の有する治療効果や副作用,上記2）は,筆者らの実験結果を,いずれも普通に用いられる言葉で表現したに過ぎない．上記3）は,上記2）から導かれる筆者の認識を示したものであるが,認識自体は著作権法上保護されるものではなく,表現としてはありふれている．また,1), 2), 3) という記述の順序も,独創的なものとはいいがたい．よって,上記文章は,「創作性」が否定され,著作権法の保護対象とならない可能性がある．

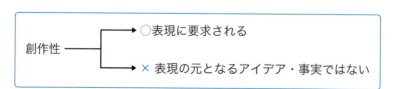

図1-3　「創作性」は表現に要求される

> した原因は，同意なしに外交や課税を強行する専横の国王と，それに反対する議会との深刻な対立でした．」

という表現について，著作物性を肯定しています．

c）「表現」

著作権法の保護の対象となるのは，あくまで具体的な「表現」であり，表現の根底にあるアイデアを保護するものではありません．この原則を，**「アイデア・表現二分論」**と言います．そこで，たとえ抽象的なアイデアを真似たとしても，具体的な表現を真似ていなければ，他人の「著作物」を利用したことにはならず，著作権侵害は成立しません（図1-4）．

また，新聞や雑誌の記事などの表現の一部であっても，その部分に創作性が認められれば，1つの「創作的な表現」として「著作物」性が認められうることになります．

なお，著作権法上，「事実の伝達にすぎない雑報及び時事の報道」は著作物に該当しない旨が規定されています（同法10条2項）．ここで，「事実の伝達にすぎない」記事とは，具体的には，いわゆる人事往来，死亡記事，火事，交通事故などに関する日々のニュースを指し，一般の報道記事や報道写真はこれに該当しないと解されています．

d）「文芸，学術，美術又は音楽の範囲に属するもの」

著作物は文芸，学術，美術又は音楽の範囲に属するものであることを要します．これは著作者の知的活動の現れであるか否かを求めた要件であり，高度な芸術的価値や学問的価値は求められていません．なお，著作権法10条1項は著作物の例として，言語の著作物（小説，脚本，論文，講演等），音楽の著作物，舞踊又は無言劇の著作物，美術の著作物（絵画，版画，彫刻等），建築の著作物，図形の著作物（地図や学術的な模型等），映画の著作物，写真の著作物，プログラムの著作物と各種著作物を列挙していますが，これらは例示に過ぎず，著作物に該当するか否かは専ら2条1項1号の範囲に属するか否かによって「著作物」かどうかが判断されることになります．

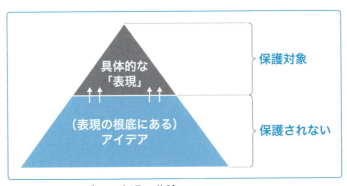

図1-4　アイデア・表現二分論

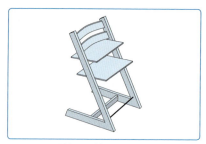

図 1-5　幼児用椅子

「美術」の範疇にあたるかどうかが問題となる表現として，**「応用美術」**があります．**「応用美術」**とは，純粋美術（絵画・彫刻など）の技法を実用品に応用したものを一般に意味します．絵画・彫刻などのように専ら観賞用に製作された**「純粋美術」**は，上述の 10 条 1 項において例示された著作物ですが，応用美術については，工業的なデザインを保護する意匠法との関係などの問題もあり，著作物性を肯定して著作権法の保護を及ぼすべきかどうか，議論がなされています．

著作権法上は，応用美術のうち，**「美術工芸品」**（壺や茶碗などの一品制作品）が美術の著作物に含まれると規定されていますが（同法 2 条 2 項），美術工芸品以外の応用美術品（量産品）が著作物に該当しうるかどうかが問題となります．

> 純粋美術：専ら鑑賞用　← 著作物
> 美術工芸品（2 条 2 項）：一品製作品　← 著作物
> 応用美術：美術を応用して製作された実用品　← 著作物？

この点，従来の裁判例の立場は，美術工芸品以外の応用美術作品は客観的にみて「純粋美術と同視できる」場合に限り著作物として保護されうる，としていました．もっとも，知財高判平成 27・4・14 判時 2267 号 91 頁〔TRIPP TRAPP 控訴審〕は，応用美術作品についても通常の著作物の創作性と同じ判断基準によるべきとの一般論を提示し，図 1-5 のような幼児用椅子のデザインの著作物性を認めました．もっとも，同判決には賛否両論があり，今後の裁判例の動向に注目していく必要があります．

2　「著作物」であるかどうかの具体的な判断

次に，「著作物」かどうかが争われた実際の裁判事例をいくつか紹介していきます．

a）図表の著作物性が争われた裁判事例

まず，図表の著作物性について判断した裁判事例をいくつか紹介していきます．

❶ QC サークル活動事件

複数のテーマの候補と評価項目をマトリックス状に示した図 1-6 に引用する図表の

1 著作権の客体―著作物性―

テーマ選定マトリックス									
■部分に記入する．	評価項目								
テーマの候補	利用者の満足	施設の期待度	活動の難易度	経済的な効果	課題の魅力性	相乗積	5乗根	ウエイト%	選定順位
1 事務室の3s	1	3	2	4	3	72	2.35	0.18	4
2 利用者への声掛け	2	4	5	3	1	120	2.61	0.20	3
3 家族との連絡	5	2	1	2	2	40	2.09	0.16	5
4 ナースコールへの対応	3	1	4	5	4	240	2.99	0.23	2
5 薬剤配布の効率化	4	5	3	1	5	300	3.13	0.24	1

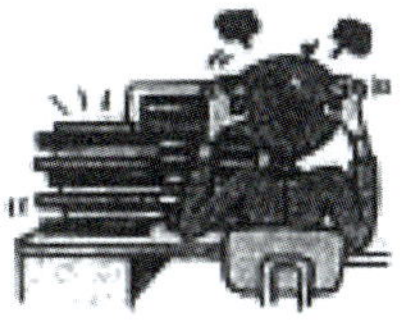

1. テーマ候補の重要度の高い順に，5.4.3.2.1と順位を付ける．
2. テーマ候補毎に付けた順位を行で掛算し，相乗積を求める．
3. 相乗積の5乗根を求める．
4. それぞれの5乗根を5乗根合計で割算し，ウエイト％を求める．
5. ウエイト％の大きなものから選定順位を決める．

図 1-6　QCサークル活動事件

（出典：最高裁判所ホームページ）

著作物性が問題となった裁判事例において，大阪地裁平成22年2月18日「QCサークル活動事件」判決は，以下のとおり判示して同図表の著作物性を否定しました．

> テーマ選定マトリックスは，職場等における問題点をテーマ候補として選び，そのテーマ候補について「利用者の満足」等の評価項目毎に順位付けを行って5から1までの数字を記載し，記載された数字を用いて一定の計算を行ってテーマ候補の選定順位を決めるというものであるが，このようなテーマ候補の選定順位の決定方法自体はアイデアであって表現ではない．そして，テーマ選定マトリックスの表は，縦線と横線を交差させて作成した単純な表に「評価項目」や「テーマの候補」などを記入するという極めてありふれたものであり，上記アイデアを表現する表としての表現上の創作性を認めることは到底できない．

❷ バイナリーオートシステム事件

次に，複数の構成員からなる組織の構成を図式化した図 1-7 に引用する概念図の著作物性が問題となった裁判事例において，東京地裁平成23年6月10日「バイナリーオートシステム事件」判決は，以下のとおり判示して同図表の著作物性を否定しました．

> 図Aは，19個の円と18本の直線を組み合わせた組織図様の図形（以下「①部分」

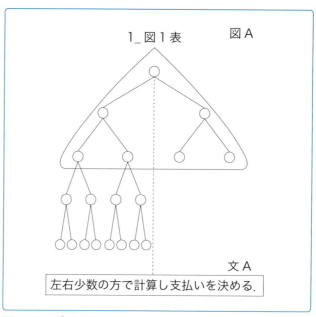

図 1-7　バイナリーオートシステム事件の原告図（図 A）
（出典：最高裁判所ホームページ）

という.）と，この組織図様の図形の頂点にある円から下方向に伸びた 1 本の破線（以下「②部分」という.）と，組織図様の図形の略上半分を囲むように描かれた略三角形状の図形（以下「③部分」という.）から成る図形である．…原告の上記主張によれば，図 A は本件システム及び本件ビジネスプランの内容を図示したものであり，①部分及び②部分は，「自分自身を示す頂点の円を起点にピラミッド状のグループ大小を左右に分けて形成することで，図全体で自分を起点に拡大していくグループ全体（大小合わせたグループ）」を，③部分は，「左右の大小のグループのうち小さい方のグループを大きい方のグループと対比できる形で，小さい方のグループの人数と一致する範囲を略三角形の図形で囲むことにより，小さい方のグループが報酬計算の算出基準となること」をそれぞれ図示しているものと認められる．しかし，…①部分のうち，複数の構成員から成る組織の構成を図式化するのに各構成員を円で表現し，構成員相互の結び付きを直線で図示している点は，ごくありふれた表現形式であって（原告図面の第一発行年月日である平成 12 年 10 月 10 日より前に発行された株式会社サイエンス社昭和 52 年 10 月 5 日発行の「アルゴリズムの設計と解析 I」，株式会社近代科学社平成 2 年 9 月 25 日発行の「アルゴリズムとデータ構造」にも同様の図が掲載されている.），それ自体何ら個性ある表現とはいえない．また，1 人の構成員の下に必ず 2 人の構成員が割り振られる本件システムの内容を前提とする限り，その内容を図式化して表現しようとすれば，自ずと①部分のように 1 つの頂点を基に順次 2 本ずつ枝分かれしていく二分木（バイナリーツリー）のような表現形式を採らざるを得ないのであって，この点におい

ても①部分は何ら個性ある表現とは認められない．②部分は，「自分自身を示す頂点の円を起点にピラミッド状のグループ大小を左右に分けて形成」することを視覚的に表現するために，組織全体を左右２つのグループに分けるように頂点の円から真下に破線を引いたものであるが，これも通常用いられるごくありふれた表現形式である．③部分は，①部分及び②部分の存在を前提に本件ビジネスプランの内容である「左右の大小のグループのうち…小さい方のグループが報酬計算の算出基準となる」ことを図式化して表現したものであるが，その内容を図式化して表現するために，大小２つのグループのうち世代が共通する部分を略三角形の形状をした図形で囲むことは，やはりありふれた表現形式であって，何ら個性ある表現とは認められない．…したがって，図Ａに図形の著作物としての創作性を認めることはできない．

❸ マンモス 3DCG 事件

他方，知財高裁平成 24 年 4 月 25 日「マンモス 3DCG 事件」判決は，マンモスの頭部を画像で示した図 1-8 に引用するデザインについて，以下のとおり著作物性を肯定しています．

本件画像１は，本件 CT データからコンピュータソフトウェアの機能により自動的に生成される本件三次元再構築モデルとは異なり，本件 CT データを素材としながらも，半透明にした本件マンモスの頭部の三次元画像の中に，本件マンモスの水平断面像を並べて配置する構成としている点において，美術的又は学術的観点からの作者の個性が表現されているものということができる．加えて，本件画像１では，半透明の三次元画像の中に配置する本件マンモスの水平断面像とし，これらの水平断面像を並べる間隔について，本件マンモスの頭蓋骨内にある「エアセル」の構造が見える部分は，当該構造が見やすいように他の部分よりも広い間隔で配置している点，画像のアングルとして，本件マンモスの頭部を正面やや斜め右上の方向から

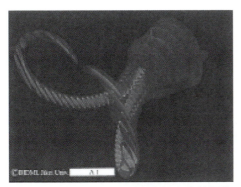 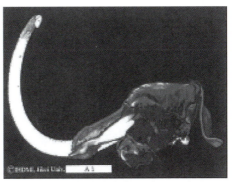

図 1-8　マンモス 3DCG 事件の本件画像 1（左）と本件画像 2（右）

（出典：最高裁判所ホームページ）

見るアングルを選択している点において，作者の個性が表現されている．とりわけ，全体の色彩を深い青色としている点，色調の明暗について，頭蓋骨内にある「エアセル」の構造が見える部分は青色が濃く暗めの色調としているのに対し，キバの部分は白っぽく明るい色調としている点などにおいても，様々な表現の可能性があり得る中で，美術的又は学術的な観点に基づく特定の選択が行われて，その選択に従った表現が行われ，作者の個性が表現されているということができる．…本件画像2は，本件三次元再構築モデルを特定の切断面において切断した画像それ自体とは異なり，2枚の同じ切断画像を素材とし，一方には体表面に当たる部分に茶色の彩色を施し，他方には赤，青，黄の原色によるグラデーションの彩色を施した上で，後者の頭部断面部分のみを切り抜いて前者と合成することによって一つの画像を構成している点において，美術的又は学術的観点からの作者の個性が表現されているものということができる．加えて，本件画像2では，本件三次元再構築モデルを切断する面として，本件マンモスの頭部の中心ではなく，キバの基部と副鼻腔の双方が断面に現れるように，双方の部位をいずれも通る，中心からややずれた切断面を選択している点においても，作者の個性が表現されている．さらに，白いキバの部分に茶色の濃淡による陰影をつけることによって，キバの立体的形状を表現している点などにおいても，様々な表現の可能性があり得る中で，美術的又は学術的な観点に基づく特定の選択が行われて，その選択に従った表現が行われ，作者の個性が表現されているということができる．

b）写真の著作物性

次に，**写真の著作物性**について判断した裁判事例をいくつか紹介していきます．

写真については，被写体の選択・組み合わせ・配置，構図・カメラアングルの設定，シャッターチャンスの捕捉，被写体と光線との関係（順光，逆光，斜光など），陰影のつけ方，色彩の配合，部分の強調・省略，背景などの諸要素を総合してなる一つの表現であり，静物や風景を撮影した写真でも，その構図，光線，背景などに何らかの独自性が表れていれば，「著作物性」が肯定されるのが一般的です．

❶「商品広告販売写真ホームページ掲載事件」

知財高裁平成18年3月29日「商品広告販売写真ホームページ掲載事件」判決は，図1-9 に示す写真について，次のとおり判示し，著作物性を肯定しています．

写真は，被写体の選択・組合せ・配置，構図・カメラアングルの設定，シャッターチャンスの捕捉，被写体と光線との関係（順光，逆光，斜光等），陰影の付け方，色彩の配合，部分の強調・省略，背景等の諸要素を総合してなる一つの表現である．…静物や風景を撮影した写真でも，その構図，光線，背景等には何らかの独自性が表れることが多く，結果として得られた写真の表現自体に独自性が表れ，創作性の

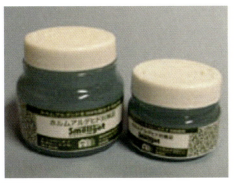

図 1-9　　　　　　　　（出典：最高裁判所ホームページ）

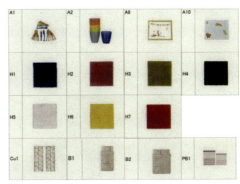

図 1-10　　　　　　　（出典：最高裁判所ホームページ）

> 存在を肯定し得る場合があるというべきである．…確かに，本件各写真は，ホームページで商品を紹介するための手段として撮影されたものであり，同じタイプの商品を撮影した他の写真と比べて，殊更に商品の高級感を醸し出す等の特異な印象を与えるものではなく，むしろ商品を紹介する写真として平凡な印象を与えるものであるとの見方もあり得る．しかし，本件各写真については，…被写体の組合せ・配置，構図・カメラアングル，光線・陰影，背景等にそれなりの独自性が表れているのであるから，創作性の存在を肯定することができ，著作物性はあるものというべきである．本件各写真の創作性は極めて低いものではあるが，被控訴人らによる侵害行為の態様は，本件各写真をそのままコピーして被控訴人ホームページに掲載したというものであるから，本件各写真について複製権の侵害があったものということができる．

❷ 東京地裁平成 27 年 1 月 29 日イケア事件

次に，「イケア事件」判決では，図 1-10 に示すような比較的単調な商品の写真についても，次に引用するとおり，著作物性が肯定されています．

> 原告各写真は，原告製品の広告写真であり，いずれも，被写体の影がなく，背景が白であるなどの特徴がある．また，被写体の配置や構図，カメラアングルは，製品に応じて異なるが，原告写真 A1，A2 等については，同種製品を色が虹を想起せしめるグラデーションとなるように整然と並べるなどの工夫が凝らされているし，原告写真 A9，A10，H1 ないし H7，Cu1，B1，B2，PB1 については，マット等をほぼ真上から撮影したもので，生地の質感が看取できるよう撮影方法に工夫が凝らされている．これらの工夫により，原告各写真は，原色を多用した色彩豊かな製品を白い背景とのコントラストの中で鮮やかに浮かび上がらせる効果を生み，原告製品の広告写真としての統一感を出し，商品の特性を消費者に視覚的に伝えるものとなっている．

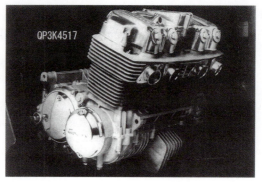

図 1-11

（出典：最高裁判所ホームページ）

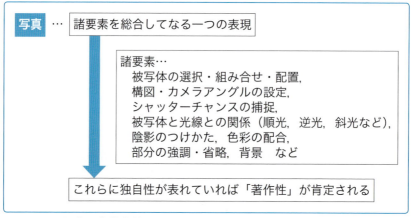

図 1-12　写真の著作物性

❸ 知財高裁平成 25 年 12 月 25 日機械式時計バイブル事件

　また，「機械式時計バイブル事件」判決では，図 1-11 に示す装置（エンジン）の写真について，著作物性が肯定しうることを前提とした判断がなされています．

　このように，掲載の目的に応じてそれなりに見栄えよく撮影された商品や機器の写真は，著作物性が比較的肯定されやすいように思われます．「そのような写真は誰でも撮影しようと思えばできるのであるから，著作物性はない．したがって無許諾で利用してもよい．」と考えるのではなく，許諾を得て利用するか，あるいは，「誰でも撮影できるようなものなので，自分で撮影し直そう」と考えた方が無難でしょう（図 1-12）．

c）文章の著作物性が争われた裁判事例

　次に，**文章の著作物性**について判断した裁判事例をいくつか紹介します．表現が 1 つしかないような場合，あるいは極めて限定されているような場合は，表現につき著作者の個性を発揮する余地がないため，「創作性」が否定されています．

❶ 東京地裁平成 6 年 4 月 25 日「日本の城事件」事件

日本の「城」の定義に著作物性が認められるかどうか争われた事件において，裁判所は，以下のとおり判示して，著作物性を否定しました．

> 城とは人によって住居，軍事，政治目的をもって選ばれた一区画の土地と，そこに設けられた防御的構築物をいう」という城の定義について，「原告の学問的思想と同じ思想に立つ限り同一又は類似の文言を採用して記述する外はなく，全く別の文言を採用すれば，別の学問的思想による定義になってしまう．

❷ 東京高判平成 13 年 9 月 27 日「解剖学実習テキスト事件」

本件は，北里大学医学部の解剖学担当の元教授である控訴人が，控訴人の執筆した解剖実習の基本書である「解剖実習の手引き」の内容を，後任の教授である被控訴人が模倣して，別紙文書目録記載の各文書を発行して学生に頒布したのは，控訴人が有する著作権及び著作者人格権を侵害にあたるとして，被控訴人を提訴した事案です．

判決は，

> まとまりのある部分をみれば，解剖実習のための手引き書として，思想又は感情を創作的に表現した著作物として保護されるに値するものということができる．しかし，その中の単一の特定のアイデアを一つないし二つの文にまとめたにすぎない部分だけを取り上げると，その表現上の創作性ないし個性を認めることができず，これを独立の著作物として認めることができない場合が多いであろうことは，容易に予測されるところである

とし，また，

> 被告テキストの，控訴人が指摘する 51 項目のいずれについても，本件書籍の対応部分を複製ないし翻案したものと認めることはできない

などとして，原告（控訴人）の請求を棄却しました．

以下に，判決が，著作物性と著作権侵害について具体的な認定を行った部分の判旨を挙げます（表 1-2）．

> 被告記述（1）の 1 は，記載内容において，脊髄の上記 3 か所の部分でその断面を観察することを指示している点（アンダーラインが付された部分）で原告記述（1）の 1 と同じであり，まず中心管の存在に注目させている点（アンダーラインが付されていない部分）で原告記述（1）の 1 と異なり，ついで灰白質とそれを取り囲む白質とを区別すべきことを指示している点（アンダーラインが付された部分）で

表 1-2 「解剖学実習テキスト事件」の文書目録（抜粋）

原告記述（1）の1（本件書籍）	被告記述（1）の1（被告テキスト）
頸膨大・胸部・腰膨大で脊髄を横断し，その断面を調べよう．まず灰白質とそれを取り巻く白質を区別せよ．固定の条件によっては灰白質がむしろ白く，白質がむしろ灰色に見えることもある．正中部では中心管が灰白質の中にかすかに見える． 　灰白質と白質の面積の比は頸・胸・腰各部でどのように異なるか？ 　白質では前索，側索，後索を見る．灰白質では，前角，側角（主に胸部だけに存在する），後角を観察し，これらと前根・後根の線維との関係を調べる．これにはルーペを使うとよい．（前角・側角・後角はそれぞれ前柱・側柱・後柱ともいう）	頸膨大・胸部・腰膨大で脊髄を横断し，その断面を観察する．中央に脊髄を縦に貫く中心管がある．脊髄の中心部を占め，多くの神経細胞が存在するH字形の灰白質とそれを取り囲む白質を区別する．白質は有髄線維を多く含むため肉眼的に白く見える． 　白質で前索，側索，後索を観察する．灰白質で前角（または前柱），後角（後柱）及び胸髄と頸髄下部に存在する側角（側柱）を観察し，前根・後根の線維との関係を調べる． 　頸部・胸部・腰部で脊髄の横断面の形，灰白質・白質の面積がどのように異なっているか観察する．

　原告記述（1）の1と同じである．また，被告記述（1）の1は，その後，白質における前索，側索，後索と灰白質における前角，側角，後角について観察するように述べている点（アンダーラインが付された部分），及び，灰白質と白質との面積が部位によってどのように異なるか観察すべき旨を述べている点（アンダーラインが付された部分）で，記載内容はおおむね本件書籍と同じであるものの，記述の順序が異なり，内容も一部異なっている．

　また，両記述の間で，表現の類似しているアンダーラインが付された部分の記載内容をみると，脊髄の断面を頸膨大，胸部，腰膨大の3か所でその断面を調べること，灰白質と白質とを区別すること，灰白質と白質の面積の比を頸・胸・腰の各部で比較すること，白質の前索，側索，後索，及び，灰白質の前角，側角，後角を観察し，これらと前根，後根の繊維との関係を調べることであって，いずれも，脊髄を解剖する際にするべきことについての考え（アイデア）を述べたものであり，著作権法の保護の対象として特定の者に独占させることが不適当であることの明らかものばかりである．

　「…以上によれば，次のようにいうことができる．被告記述（1）の1には，具体的な表現において原告記述（1）の1と類似している部分と類似していない部分とがある．原告記述（1）の1のうち被告記述（1）の1と類似している部分については，表現上の創作性ないし個性が認められない部分であるため，類似している個々の文だけではこれに著作物性を認めることはできない．また，原告記述（1）の1を全体としてみれば，その著作物性を肯定することはできるものの，その表現上の創作性ないし個性は，もともと，正確性を期すべき学術の著作物としての制約上，高いものではないということ，記載内容に両記述の間に相違する部分があることなどから，被告記述（1）の1は，全体として，原告記述（1）の1との間で，具体的表現における実質的同一性が認められないのはもちろん，その表現上の特徴

を直接感得することもできないということができる．したがって，被告記述（1）の1は，アンダーラインが付された部分においても，また，全体としても，原告記述（1）の1を複製ないし翻案したものということはできない．

編集著作権

1 編集著作権とは？

著作権法が保護する「著作物」には，これまでにみてきた通常の「著作物」のほかに，「**編集著作物**」という範疇があります．「**編集著作物**」とは，百科事典，職業別電話帳，論文集，雑誌のような編集物であり，その編集物に収められている著作物または非著作物といった「素材」の選択またはその配列に創作性が認められるものを言います（著作権法12条）．単なる事実，データ，用語などの選択・配列についても，選択または配列に創作性があれば，編集著作物となります．編集著作物の場合，具体的な編集物に具現されている編集方針を創作した者が，著作者（編集者）となります．

編集著作権として保護の対象とされるのは，素材の選択または配列の創作性であり，編集著作物は，個々の素材である著作物とは別個の著作物です．そのため，編集著作物の成立はその素材である著作物の著作権に影響を与えるものではありません．すなわち，編集著作権が成立し得ることと，その編集の過程において他人の著作物を勝手に利用して当該他人の著作権侵害が成立し得ることとは，別個の問題であり，編集著作権が成立しても，同時に他人の著作権侵害（複製権侵害，公衆送信権侵害等）が成立することも十分にあり得ます（図1-13）．

2 編集著作物における著作物性

著作権法によって保護されるのが，現実になされた具体的な表現のみであることからすれば，思想または感情自体はもちろん，思想または感情を創作的に表現するに当たっ

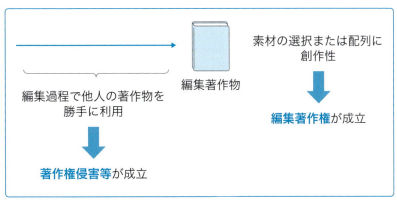

図1-13　著作権侵害と編集著作権

て採用された手法や表現を生み出すもととなったアイデア（着想）も，それ自体としては保護の対象とはなり得ません．このことは，対象が編集著作物であってもまったく同様です．編集著作物もまた，「著作物」の一種にほかならず，そこでは，著作物性の根拠となる創作性の所在が素材の選択または配列に求められているというだけで，たとえ素材の選択または配列に関する「思想又は感情」あるいはその表現手法またはアイデアに創作性があったとしても，それが「思想又は感情」あるいは表現手法またはアイデアの範囲にとどまる限りは，著作権法の保護を受けるものではなく，素材の選択または配列が，たとえば辞典になるなど，現実のものとして具体的に表現されて，はじめて著作権法の保護対象となります．

また，ありふれた表現や，作成に要した労力が，著作権法の保護の対象とはならない点についても，編集著作物は一般の著作物と何ら異なりません．例えば，東京地判平成11年2月25日「松本清張映画化リスト事件」は，以下に掲載するような題名，封切年，制作会社等の小説の映画化に関する事項を整理・編纂したリストの著作物性を否定しました（図 1-14）．

これに対し，知財高裁平成20年6月23日「日めくりカレンダー用花のデジタル写真集事件」判決では，1年365日の日ごとにそれぞれの季節・行事等にふさわしいと考えられる花を対応させた「日めくりカレンダー」の著作物性について，

> 控訴人が撮影した花の写真を365枚集めた画像データである本件写真集は，1枚1枚の写真がそれぞれに著作物であると同時に，その全体も1から365の番号が付されていて，自然写真家としての豊富な経験を有する控訴人が季節・年中行事・花言葉等に照らして選択・配列したものであることが認められるから，素材の選択及び配列において著作権法12条にいう創作性を有すると認めるのが相当であり，編集著作物性を肯定すべきである．

No.	題名	封切年	製作会社	監督	脚本	主な出演者
1	顔	1957 昭32	松竹	大曾根辰保	井手 雅人 瀬川 昌治	大木 実・岡田茉莉子
2	張込み	1958 昭33	松竹	野村芳太郎	橋本 忍	大木 実・高峰 秀子
3	眼の壁	1958 昭33	松竹	大庭 秀雄	高岩 肇	佐田 啓二・鳳 八千代
4	共犯者	1958 昭33	大映	田中 重雄	高岩 肇	根上 淳・船越 英二
5	点と線	1958 昭33	東映	小林 恒夫	井手 雅人	高峰三枝子・南 広
6	影なき声（声）	1958 昭33	日活	鈴木 清順	秋元 隆太 佐治 乾	南田 洋子・二谷 英明
7	かげろう絵図	1959 昭34	大映	衣笠貞之助	衣笠貞之助 犬塚 稔	市川 雷蔵・山本富士子
8	危険な女（地方紙を買う女）	1959 昭34	日活	若杉 光夫	原 源一郎	渡辺美佐子・芦田 伸介
9	波の塔	1960 昭35	松竹	中村 登	沢村 勉	有馬 稲子・津川 雅彦
10	黒い画集・あるサラリーマンの証言（証言）	1960 昭35	東宝	堀川 弘通	橋本 忍	小林 桂樹・原 知佐子
11	黒い樹海	1960 昭35	大映	原田 治夫	長谷川公之 石松 愛弘	根上 淳・藤巻 潤
12	ゼロの焦点	1961 昭36	松竹	野村芳太郎	橋本 忍 山田 洋次	久我美子・高千穂ひづる
13	黒い画集・ある遭難（遭難）	1961 昭36	東宝	杉江 敏男	石井 輝男	香川 京子・土屋 嘉男
14	黒い画集・寒流	1961 昭36	東宝	鈴木 英夫	若尾 徳平	池部 良・新珠三千代

図 1-14 「松本清張映画化リスト事件」のリスト

として著作物性を肯定しています．

3 データベースの著作物

データベースについても，著作権法上の保護が認められることがあります．

すなわち，著作権法上，データベースとは，「情報の集合物であって，それらの情報を電子計算機を用いて検索することができるように体系的に構成したもの」（2条1項10号の3）と定義されており，データベースのうち「**その情報の選択又は体系的な構成によって創作性を有するもの**」は，データベースの著作物として保護されることになります（図1-15，12条の2第1項）．

データベースの場合，電子的なデータの配列ではなく，検索用キーワードの設定やカテゴリ分類等による体系的な構成による創作性が問題とされます．例えば，全判決を収集し全文検索のみが可能なデータベースは，選択・体系的構成に創作性が認められないため，著作物としての保護が否定されることになります．

外国著作物の保護に関する日本の著作権法の態度

著作権法は，第6条において，日本の著作権法の保護を受ける著作物について定めており，条約によりわが国が保護の義務を負う著作物も，その1つ（3号）として規定されています．

> 第6条　著作物は，次の各号のいずれかに該当するものに限り，この法律による保護を受ける．
> 一　日本国民（わが国の法令に基づいて設立された法人及び国内に主たる事務所を有する法人を含む．以下同じ．）の著作物
> 二　最初に国内において発行された著作物（最初に国外において発行されたが，

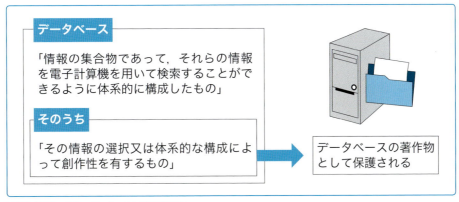

図1-15　データベースの著作物

> その発行の日から三十日以内に国内において発行されたものを含む。）
> 三　前二号に掲げるもののほか，条約によりわが国が保護の義務を負う著作物

　そして，外国の著作物の保護に関する条約として，日本は，**ベルヌ条約**（正式名は「文学的及び美術的著作物の保護に関するベルヌ条約パリ改正条約」）に加盟しています．

　ベルヌ条約は，1886年にスイスのベルヌで著作権を国際的に保護し合うために欧州諸国を中心として創設された条約です．約160ヵ国が締結している条約で，日本は1899年（明治32年）に締結しました．かつては，米国がベルヌ条約に加入していませんでしたが（万国著作権条約という別の条約に加盟していました），1989年に加盟し，これで世界の主要な国はすべてベルヌ条約に加盟することになりました．ベルヌ条約の条文については，公益社団法人著作権情報センターのホームページに掲載されていますので，そちらでご確認ください）．

　ベルヌ条約では，①条約の締約国の国民の著作物と，②非締約国国民のものであっても締約国で最初に発行された著作物は保護される旨が規定されています．

　上記①について，発行・未発行は問われません．また，非締約国の国民であっても，締約国に常居所のあるものは締約国国民とみなされます．上記②について，同時発行（他国における最初の発行の日から30日以内に発行されること）も含まれます．

　ベルヌ条約は，外国の著作物の保護水準について，「著作物は，その著作物の本国以外の締約国において，当該締約国がその国民に与える保護と同じ権利を享有することとされている」と規定しています．このように，外国のものも日本のものと同じように取り扱う原則を「**内国民待遇の原則**」と呼びます．

ベルヌ条約⇒内国民待遇の原則

　そこで，ベルヌ条約に加盟している日本においては，外国の著作物も，日本の著作物と同様に保護されることになります．なお，ベルヌ条約上，内国民待遇の原則には例外が定められており，例えば，外国の著作物の日本における保護期間は，当該外国で保護される期間内に限定されることになります．

2 著作権の内容
―著作財産権と著作者人格権―

著作財産権と著作者人格権

「著作権」は，いわば「狭義の」著作権と言える**「著作財産権」**と，**「著作者人格権」**からなります．

著作財産権は，著作物の財産的価値を保障しようとするものであり，著作者人格権は，著作者の著作物に対する思い入れを保証しようとするものと言えます．

「著作財産権」は，著作物に成立する複合的な権利（**権利の束**）であり，著作財産権[**複製権，公衆送信権，上映権，口述権，貸与権，二次的著作物創作権（翻案権など），二次的著作物利用権**など]と著作者人格権（**公表権，氏名表示権，同一性保持権**など）からなります．著作権侵害は，著作者の許諾を得ることなく，著作物をコピーしたり（複製権侵害），一部改変した著作物を新たに作成したり（翻案権侵害，同一性保持権侵害），著作者の氏名を伏してネットにアップしたり（公衆送信権侵害，氏名表示権侵害），未公表の著作物を公衆の面前で上映したり（上映権侵害，公表権侵害）することで成立します（表 1-3）．

表 1-3　著作（権）者の有する権利

著作者人格権：一身専属権
- 氏名表示権
- 同一性保持権
- 公表権
- 著作者の名誉又は声望を害する方法により著作物を利用されない権利

著作財産権：譲渡可能
- 複製権
- 公衆送信権，公衆伝達権
  上演権，演奏権，上映権，口述権，展示権
- 譲渡権，貸与権，頒布権
- 二次的著作物創作権，二次的著作物利用権　等

著作財産権

1 著作財産権の種類

著作物を創作した者（**著作者**）には，著作財産権と著作者人格権が原始的に帰属します（著作権法17条1項）．著作財産権・著作者人格権は，創作と同時に成立し，いかなる方式（文化庁への登録など）の履行も必要ではありません（同法17条2項．**無方式主義**）．

著作財産権は，著作権法21条から28条に規定された権利の総称であり，著作権に含まれる個別の権利（複製権，上演権・演奏権など）を講学上，**支分権**と呼びます．著作権者は各支分権を「専有」し，他人が無断で権限なく支分権に該当する行為を行うことを禁止することができる．

著作権法上の支分権は，大まかには以下のように分類されます．

> ・著作物の複製に関する権利（21条）：著作物を有形的に再製する権利
> ・著作物を公衆へ提示する権利（22条〜25条）：原作品や複製物を媒介とせずに上演・演奏・上映・公衆送信・公衆伝達・口述により公衆に対して著作物を提示する権利と，原作品の展示により公衆に対して著作物を提示する権利
> ・著作物を公衆へ提供する権利（26条〜26条の3）：著作物の原作品・複製物を公衆に譲渡・貸与する権利等
> ・二次的著作物の創作・利用に関する権利（27条・28条）：翻訳・翻案等により二次的著作物を創作する権利と，創作された二次的著作物を利用する権利

なお，どのような場合に「公衆」によって直接受信されることが目的であると判断されるかについては，明確な基準がありませんが，「公衆」概念について以下のような見解が有力です．

> 「著作権法上の「公衆」とは，不特定人のほかに特定多数人が含まれる．「特定」とは行為者との間の個人的な結合関係を意味しているが，どの程度の関係であれば特定の関係と言い得るのか，また，多数とは何人程度をいうのか，ということについては必ずしも一義的に定まるものではない．著作物の種類や利用態様などに応じて，どのような場合に権利を及ぼすことが適切であるのか，条理に照らして判断することが重要である．例えば，学校の授業であれば，教師からみて生徒や学生は特定されており，数十名いれば特定多数と考えられる．また，一般人を対象とする講演会などは不特定人を対象とするものと考えられる．」（作花文雄「詳解著作権法（第4版）」263頁）

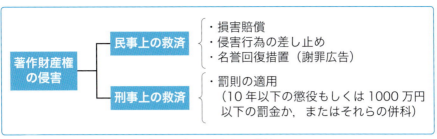

図 1-16　著作財産権の侵害と民事・刑事上の救済

著作財産権の侵害が認められた場合，その効果としては，**民事上の救済**として，損害賠償や，侵害行為の差し止め，名誉回復措置（謝罪広告），刑事上の救済として，罰則の適用（10 年以下の懲役もしくは 1000 万円以下の罰金か，またはそれらの併科）があります（著作権法 119 条）．ただし，名誉回復措置（謝罪広告）が認められるかどうかは裁判所の裁量により決定され，また，**刑事上の救済**が認められるのは，一般に，デッドコピー商品の無許諾での販売など，悪質な事案に限られます（図 1-16）．

2　著作財産権の保護期間

著作権財産権には一定の存続期間が定められており，この期間を「保護期間」と言います．保護期間は，著作者等に権利を認め保護する一方で，一定期間が経過した著作物については，その権利を消滅させることにより，社会全体の共有財産（**パブリック・ドメイン**）として自由に利用できるようにすべきであると考えられているためです．

現行の著作権法上，**著作財産権の保護期間**は，創作時から，原則として著作者の死後 70 年［法人が著作者の場合には公表後（著作物が創作後 70 年以内に公表されなかったときは，創作後）70 年］です．もっとも，著作権者が死亡または解散（法人などの場合）した際に承継人が存在しない場合は，著作財産権は消滅することになっています．

従前は，いずれも 50 年だったものが，「環太平洋パートナーシップに関する包括的及び先進的な協定（TPP11 協定）」の発効に伴う改正著作権法が，2018 年（平成 30 年）12 月 30 日の施行により，それ以降から，期間が 20 年伸長されることになりました（図 1-17）．

TPP11 協定の発効日が 2018 年 12 月 30 日となったことにより，原則として 1968 年（昭和 43 年）以降に亡くなった方の著作物の保護期間が延長されることとなります．具体的には，1968 年に亡くなった方の著作物の保護期間（原則）は 2018 年 12 月 31 日まででしたが，2018 年 12 月 30 日付で著作者の死後 50 年から 70 年に延長されることになり，20 年長く著作物等が保護されることとなります．このように，改正法の施行日である 2018 年 12 月 30 日の前日において著作権等が消滅していない著作物等についてのみ保護期間が延長されるため，すでに保護期間が満了している著作物については，さかのぼって保護期間が延長されるわけではありません．

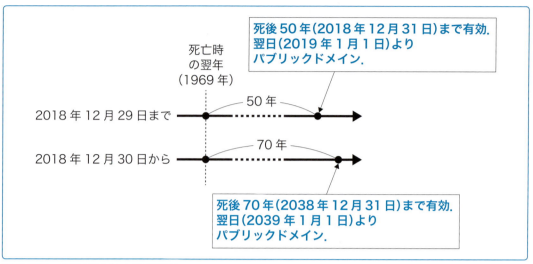

図 1-17　著作財産権の保護期間
（文化庁の HP より抜粋 http://www.bunka.go.jp/seisaku/chosakuken/hokaisei/kantaiheiyo_chosakuken/1411890.html）

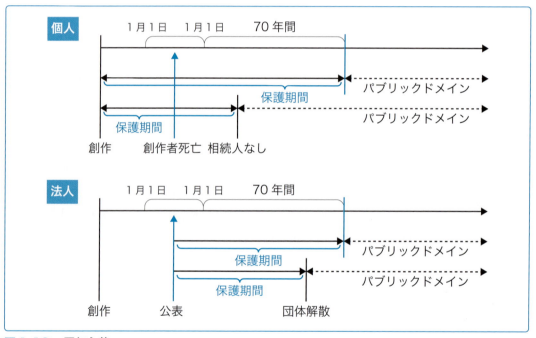

図 1-18　暦年主義

　やや細かい話ですが，保護期間については，**暦年主義**という考え方が採用されており，著作者が死亡した年，または著作物が公表・創作された年の翌年から起算することになります（**図 1-18**）．暦年主義を採用した趣旨は，保護期間の計算が容易であること，また，著作者の死亡時や著作物の公表時などは，正確に特定することが困難なためといわれています．

　例えば，A さんが，今日，富士山の絵を描いて，30 年後の 2048 年 4 月 1 日に亡く

なった場合，Aさんの富士山の絵についての著作財産権は，絵の創作時に発生し，2049年1月1日から70年経過した2119年12月31日に消滅する（ただし，承継人が存在しない場合には，存在しない時点で消滅する）ことになります．

なお，**共同著作物の保護期間**は，その著作物の著作者の中で最後に死亡した人の死亡時を基準に計算します．

著作者人格権

1 著作者人格権の種類

著作者人格権は，具体的には，未公表の著作物を公表するかどうか決定しうる「**公表権**」，著作物が公表等されるときは，実名もしくは変名（ペンネーム）を著作者名として表示，または表示しないでおくことができる「**氏名表示権**」，著作物およびその題号の同一性を保持し，著作者の意に反してこれらの変更，切除その他の改変を禁止する「**同一性保持権**」，「**名誉声望を害する方法での著作物の利用をされない権利**」があります（図1-19）．

著作者人格権は，その名のとおり，著作物に関わる著作者の人格的な利益を保護するものであるため，**譲渡の対象にはならず，著作者にだけ一身専属的に帰属する**権利です．したがって，他人の未公表の著作物の一部を改変して自己の著作物として公表する場合には，原則として，公表権，氏名表示権，同一性保持権の侵害が成立することになります．

著作者人格権の侵害が認められた場合，その効果としては，著作財産権侵害のときと同様に，**民事上の救済**として，損害賠償や，侵害行為の差し止め，名誉回復措置（謝罪広告），**刑事上の救済**として，罰則の適用（5年以下の懲役もしくは500万円以下の罰金か，またはそれらの併科）があります．

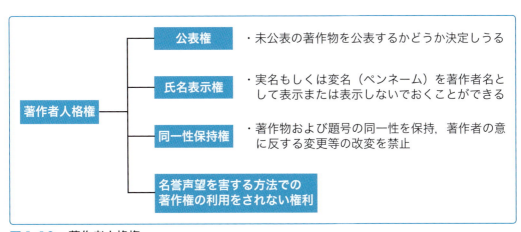

図1-19　著作者人格権

2 著作者人格権の保護期間

著作者人格権は，著作物の創作者である著作者だけに認められるものであって，譲渡や相続の対象とはなりません．したがって，著作者の死亡時（法人が著作者の場合には，法人が解散などにより消滅したとき）に，著作者人格権は消滅することになります（表1-4）．

保護期間満了後の著作物の利用

著作財産権・著作者人格権の保護期間が満了した著作物は，原則として，「パブリック・ドメイン」に属するものとして誰もが自由に使用することができます．著作物の所有者は，「所有権」という民法によって認められた権利に基づき有体物としての著作物を物理的に支配することができますが，著作権を有しているわけではありません．そこで，例えば，店に飾っていた江戸時代の錦絵をある雑誌社が勝手に写真撮影して雑誌に掲載されてしまったとしても，その店は，錦絵について（所有権を有していても）著作権を有していないため，出版社に掲載停止を求めることはできません（表1-5）．

このように，著作権の保護期間満了後は，原則として著作物を自由に利用できますが，いくつか留意すべき点があります．

まず，著作者人格権に関して，著作権法は，著作者が死亡あるいは解散などによって存在しなくなっても，著作者が存在しているとしたならば著作者人格権の侵害となるべ

表1-4 著作権の存続期間

著作財産権（財産権としての著作権）
→著作者が著作物を創作したときから，原則として著作者の生存期間とその死後70年間（但し相続する者がいなければ消滅）

・団体名義の著作物：公表後70年
・映画の著作物：公表後70年
・暦年主義（57条）

著作者人格権
→著作者の死亡（消滅）によって消滅（ただし，著作者の死後においても，著作者人格権の侵害となるべき行為は禁止される）

表1-5 保護期間満了後の著作物の利用

原則：パブリック・ドメイン…誰もが自由に利用することができる
例外：① 著作者人格権の侵害となる場合
　　　② 二次的著作物の著作権が存続している場合等

き行為をしてはならないと規定しています（なお，行為の性質および程度，社会的事情の変動その他によりその行為が著作者の意を害しないと認められる場合は，この限りではありません）．

そして，著作者の死後における人格的利益の保護のために，著作者の遺族である配偶者，子，父母，孫，祖父母または兄弟姉妹は，その行為の差し止め，損害賠償，あるいは名誉回復請求を行うことができます（なお，遺言によって遺族に代えて人格的利益の侵害に対し，請求をすることができる者を指定することもできます）．加えて，著作者が存在しなくなった後の人格的利益の侵害に対しては，500万円以下の罰金が規定されています．

なお，法人著作の著作者人格権の消滅の場合には，「遺族」は存在しないため，法人が解散などにより存在しなくなった場合は，著作者人格権の差し止めなどの行使は想定されていません．

また，二次的著作物［わかりやすく言うと，オリジナルの著作物に創作（アレンジ）を加えて作成された新たな著作物］の著作権の保護期間は，原著作物の著作権の保護期間とは独立して計算されることになります．すなわち，二次的著作物の創作のときに著作権が発生し，二次的著作物の著作者の死亡時期，その二次的著作物の公表時期，あるいは創作時期を起算時として著作権の消滅時期が決定されることになります．したがって，原著作物の著作権が保護期間満了などにより消滅していても，二次的著作物の著作権が消滅しているとは限りません．

例えば，江戸時代の彫刻を近年撮影した写真（二次的著作物）について著作物性が認められれば，その写真の著作権者に無断で当該写真を利用した場合，写真の著作権侵害が成立する可能性があります．江戸時代の彫刻の写真を利用しようとする場合には，写真の著作権者からの許諾が必要になることがあります．また，著作権の保護期間が終了した英語の古典の翻訳文（二次的著作物）についても，著作物性が認められることがあり，その翻訳文の著作権者に無断で当該翻訳文を利用した場合，翻訳文の著作権侵害が成立する可能性があります．

著作者人格権不行使条項の意義と有効性

上記のとおり，著作財産権が他人に譲渡されたとしても，著作者人格権は著作者に残るため，ある著作物について，著作権（著作財産権）を譲り受けた後，当該著作物の内容に改変を加えて利用することが想定される場合には，著作権譲渡契約書の中で「著作者は（新たな）著作権者に対して著作者人格権を行使しない」旨の規定が盛り込まれることが行われており，そのような規定を一般に「**著作者人格権不行使条項**」（ないし「**著作者人格権不行使特約**」）などと言います．

もっとも，このような著作者人格権不行使条項については，その有効性を巡って著作権者と著作者との間で争いになることがあります．特に，著作者が著作権譲渡時には知

り得ない未知の改変について著作者人格権を行使しないとの合意は，無効であるという考え方も少なくありません．すなわち，民法90条は，「公の秩序又は善良の風俗に反する事項を目的とする法律行為は，無効とする．」と規定しており，著作者に一方的に不利益を課す上記のような著作者人格権不行使条項は，公序良俗に反して無効であるというべきであるとする考え方です．

　例えば，些細な内容の変更であれば，同一性保持権を放棄したものとして，有効な合意と認められることもありますが，著作者がまったく予期していない状況において，その意向を無視して著作者としての氏名表示を省略したり，内容を大幅に作り替えるといった場合には，むしろ著作者人格権不行使の合意は無効と判断される可能性が大きいのではないかと考えられます．特に，氏名表示権については，著作者が他人名義で表示することを許容する規定が著作権法上設けられていないのみならず，著作者ではない者の氏名を表示した著作物の複製物を頒布する行為については，公衆を欺くものとして刑事罰の対象となりうるため（著作権法121条），氏名表示権は，著作者の自由な処分にすべて委ねられているわけではなく，真の著作者名の表示をすることが公益上の理由からも求められているとする考えも有力です（知財高裁平成18年2月27日「ジョン万次郎銅像事件」判決）．

第1章 著作権

3 著作権の享有主体

著作権の主体

　著作権法上，著作物を創作する者，すなわち「**著作者**」（2条1項2号）に，著作権（著作財産権，著作者人格権）が付与されます．

　著作者に該当するかどうかは，著作物の創作，すなわち，創作的表現が誰により作成されたかにより客観的に判断されることになります．したがって，著作物の発注者や，アイデア・資金の提供をしたに過ぎない者は，キーボード入力作業など，表現の創作的な作成に関与していない者は，著作者には該当しません．

　著作者であることを証明するためには，著作物の創作過程を立証する必要があるのが原則ですが，その立証が困難なことも多いため，著作権法14条は，「著作物の原作品に，又は著作物の公衆への提供もしくは提示の際に，その氏名もしくは名称（実名），又はその雅号，筆名，略称その他実名に代えて用いられるもの（変名）として周知のものが著作者名として通常の方法により表示されている者」を，**著作者として推定**するとしています．

　「著作者として推定」するとは，反証がない限り，登録を受けた者が，当該著作物の著作者として扱われることを意味します．

　なお，無名，変名の著作物については，**著作者の実名を登録**することで，著作者の推定を受けることができます（著作権法75条1項・3項）．

職務著作

　特許法では，発明家たる個人（自然人）のみが発明者となることができ，使用者たる会社（法人）は，発明者になり得ません．そして，2016年（平成27年）改正前の特許法下においては，職務上の発明に係る特許権（または特許を受ける権利）について，従業員である発明者は，発明を会社に承継させる見返りとして，使用者に対して，「相当の対価」を請求することができます．

　これに対し，著作権法では，特許法と異なり，法人たる使用者（学校法人や会社）自身が，「著作者」になること（**職務著作**または**法人著作**といいます）を認めています．すなわち，①**使用者の発意に基づきその業務に従事する者が**，②**職務上作成する著作物**

であって，③使用者が自己の著作の名義の下に公表するものの著作者は，④その作成の時における契約，勤務規則その他に別段の定めがない限り，その使用者が著作者となります（表 1-6, 著作権法 15 条 1 項）．以下，それぞれの要件について順に説明します．

1 職務著作が成立するための要件

a）使用者の発意に基づきその業務に従事する者

「使用者の発意に基づきその業務に従事する者」における「**使用者の発意**」は，上司などから具体的な指示があった場合だけでなく，その職員の職責として一定の創作が期待されている場合も含まれます．また，非常勤職員や派遣職員も「従事する者」に含まれると理解されています（表 1-7）．これに対し，請負や委託の場合は，発注元との関係で職務著作（法人著作）が成立することはありません．

一例として，国立大学法人と第三者（北見市）との間で行われた共同研究で，大学側の担当者として当該共同研究に途中まで参加した大学の教授が，共同研究の成果報告書に係る著作権は自己に帰属するとして争った事案（研究報告書事件）を紹介します．この事案において，知財高裁平成 22 年 8 月 4 日判決は，

> 法人等が著作物の作成を企画，構想し，業務に従事する者に具体的に作成を命じる場合，あるいは，業務に従事する者が法人等の承諾を得て著作物を作成する場合には，法人等の発意があるとすることに異論はないところであるが，さらに，法人等と業務に従事する者との間に雇用関係があり，法人等の業務計画や法人等が第三者との間で締結した契約等に従って，業務に従事する者が所定の職務を遂行している

表 1-6　職務著作（法人著作）の成立要件

> 法人たる使用者（学校法人や会社）自身が「著作者」
> 要件：① 使用者の発意に基づきその業務に従事する者が，
> 　　　② 職務上作成する著作物であって，
> 　　　③ 使用者が自己の著作の名義の下に公表するもの
> 　　　④ その作成の時における契約，勤務規則その他に別段の定めがないこと

表 1-7　「使用者の発意」「従事する者」の意味

> **使用者の発意**
> ・上司などから具体的な指示があった場合
> ・職員の職責として一定の創作が期待されている場合
>
> **従事する者**
> ・職員のほか非常勤職や派遣職員も含まれる
> ・請負や委託には庶務著作は成立しない

> 場合には，法人等の具体的な指示あるいは承諾がなくとも，業務に従事する者の職務の遂行上，当該著作物の作成が予定又は予期される限り，「法人等の発意」の要件を満たすものと解すべきである

とした上で，「報告書の作成は，大学が北見市との間で締結した契約に従って，大学教授が大学側の研究担当者として所定の職務を遂行し，大学の職務の遂行上その作成が予定されたものであった」ことから，本要件を満たすと判示しました．

b) 職務上作成する著作物

「職務上作成する著作物」は，その創作が職務として行われることを指します．職務上得た知識や経験を，勤務時間外に本にしても，この要件を満たさないことになります（表1-8）．

前掲研究報告書事件では，大学教授と大学との間には雇用関係があったこと，大学と北見市との間の共同研究契約において，大学教授を研究担当者として参加させる旨の約定がされたこと，大学教授が共同研究に参加する旨を申し入れ，大学がこれを受けて大学教授を大学の研究担当者として共同研究に参加させたことにより，大学教授が共同研究に従事することは，大学教授の職務の内容となっていたことなどから，本要件を満たすと認定されています．

c) 使用者が自己の著作の名義の下に公表するもの

「使用者が自己の著作の名義の下に公表するもの」は，使用者が当該著作物を自己の著作であるとして公表するもののほか，公表されるとすれば，法人名で公表されるであろうと考えられるものも含まれます（東京高裁昭和60年12月4日「新潟鉄工事件」判決）．なお，ソフトウェアなどのプログラム著作物は，法人名義で公表されることがおよそ予定されていないので，この要件は考慮されない（この要件を満たすかどうかはプログラム著作物が職務著作かどうかに影響しない）こととされています（表1-9）．

前掲研究報告書事件では，研究報告書の表紙に「○○大学地域共同研究センター」「○○大学化学システム工学科環境科学研究室」と上下二段で記載されていること，同報告書の目次および本文中には執筆分担者の表示などはないこと，同報告書の「まえがき」中には，「本調査は北見市より○○大学地域共同研究センターに委託された北見市環境調査を本学化学システム工学科環境科学研究室と北見市との共同研究（調査）として行

表1-8 「職務上作成する著作物」の意味

職務上作成する著作物
・創作が職務として行われる
・職務上得た知識や経験を勤務時間以外に本にしても職務著作とならない

表 1-9 「使用者が自己の著作の名義の下に公表するもの」の意味

> **使用者が自己の著作の名義の下に公表するもの**
>
> ・使用者が当該著作物を自己の著作であるとして公表するもの
> ・公表されるとすれば,法人名で公表されるであろうと考えられるもの
>
> ソフトウェアなどのプログラム著作物
> ・法人名義で公表されることがおよそ予定されていないので,この要件は考慮されない

表 1-10 「その作成の時における契約,勤務規則その他に別段の定めがないこと」の意味

> **その作成の時における契約,勤務規則その他に別段の定めがないこと**
>
> 著作物の作成時,法人などの内部における雇用契約や就業規則などに,例えば「業務上創作した著作物の著作権は,著作物を創作した従業員に帰属する」などの規定がないこと

> 職務著作 ➡ 著作財産権だけでなく,著作者人格権も使用者に帰属

図 1-20 職務著作と権利の帰属

ったもの」との記載があること,研究成果の公表について,大学の規程 13 条は,「学長は,共同研究による研究成果を公表する場合は,公表時期及び方法について,民間機関等との間で適切に定める.」と規定しており,共同研究による研究成果の公表は,大学を代表する学長の権限となっていることなどに照らすと,上記の表紙の記載は,報告書の著作名義そのものを記載したものとみるべきであるとして,本要件を満たすと認定されています.

d)その作成の時における契約,勤務規則その他に別段の定めがないこと

法人などの内部における雇用契約や就業規則などに,例えば,「業務上創作した著作物の著作権は,著作物を創作した従業員に帰属する」などの規定がないことが必要です(表 1-10).また,そのような規程の有無は,著作物の作成時が基準時となります.

2 職務著作と認められた場合の効果

著作権は,人格権的側面を保護する著作者人格権と,著作物の財産的価値を保護する著作財産権とからなりますが,職務著作(法人著作)が成立し,使用者に著作物が帰属する場合,著作財産権だけでなく,著作者人格権も,使用者に帰属することとなります(図 1-20).また,従業員が退職前に完成させた著作物で元の会社の職務著作に該当する著作物を,元従業員が退職後に自己の著作物として公表することは認められません

(東京高裁昭和 60 年 12 月 4 日「新潟鉄工事件」判決).

共同著作物

2 人以上の者が共同して創作した著作物であって，その各人の寄与を分離して個別的に利用することができない著作物を「**共同著作物**」と言います（著作権法 2 条 1 項 12 号）．

共同著作物とされた著作物は，著作財産権について共同著作者の共有となり，持分の譲渡や権利行使が一定の制限を受けることになるほか（著作権法 65 条），著作者人格権行使についても著作者全員の合意によらなければ行使することができないことになります（同法 64 条）．

共同著作物の成立要件

著作権法は，共同著作物の要件として，①2 人以上の者が共同して創作したこと（**共同創作性**），②各人の寄与を分離して個別的に利用することができないこと（**分離利用不可能性**），という 2 つの要件を定めています．

a）共同創作

まず，上記①の要件（共同創作性）に関しては，ここでの創作性の程度が，共同著作物ではない，通常の著作物における創作性の程度と同一なのか（通常の著作物において著作権を取得するために必要な創作性の度合いと同一の程度の創作性が要求されるのか），それとも，通常の著作物において必要な創作性よりも低い程度の創作性で足りるのかについて議論があります．通説的な見解は，前者，すなわち共同著作物において著作権が認められるための創作性の程度は，通常の著作物の場合と変わりないとの立場を採っています．

通説では，ある著作物が共同著作物に該当するというためには，複数の者がいずれも創作と評価されるに足りる程度の活動を行うことが必要です．そして，著作物の作成に 2 人の者が関与するときでも，創作的作業を担当する者のみが著作者となり，アイデア，素材ないし助言を提供したり，出来上がった作品について加除，訂正をすることによって何らかの関与をした場合でも，思想，感情を創作的に表現したと評価される程度の活動をしていない者は著作者とはならず，作成された著作物は共同著作物とはなりません．

b）分離利用不可能性

2 つの要件のうち，②の要件（分離利用不可能性）は，共同著作物を**結合著作物**と区別する指標となります．

共同著作物と似て非なる概念として，結合著作物という概念があります．

表 1-11　共同著作物と結合著作物

> **共同著作物**
> 2人以上の者が共同して創作した著作物であって，各人の寄与を分離して個別的に利用することができないもの
>
> **結合著作物**
> 2人以上の者が共同して創作した著作物であって，その各人の寄与分を分離できるもの

　結合著作物とは，2人以上の者が共同して創作した著作物であって，その各人の寄与分を分離できるものをいいます．この場合，それぞれが独立した著作物として，共同著作物とは区別されます．結合著作物の例としては，歌詞と楽曲，小説と挿絵，事典，コンメンタールや，オムニバス形式の小説などが挙げられています（**表 1-11**）．

　なお，複数の者の創作活動に係る著作物であっても，職務著作の要件（著作権法 15 条）を満たしている場合は，（共同著作物でも，結合著作物でも）法人などの使用者が単独の著作者となります．

第1章 著作権

4 著作権の制限

権利制限規定の意義

著作権法は，著作物の無断利用行為を禁止することにより，創作インセンティブを保障し，もって文化の発展を促す一方で，著作権者の利益を過度に害さない限りにおいて，著作物の自由利用を保障し，もって文化の発展に寄与することを企図しています（著作権法1条）．後者の趣旨から，同法は，30条以下で，一定の利用行為に対し，著作権の効力を制限する規定（権利制限規定）を設けています（表1-12）．本書では，代表的な権利制限規定である「引用」について以下に説明します．

「引用」

1 著作権法上の「引用」の意義

著作権者は，自己の著作物を複製する独占的な権利を著作権法により与えられています（複製権・著作権法21条）．したがって，著作権者以外の者が，他人の著作物を勝

表 1-12 著作権の制限規定の例

著作権の制限規定

○著作権法が規定する各権利制限規定の要件を満たす場合，著作権者の了解を得ずして著作物を利用しうる

- 権利制限規定の例
- 30条（私的使用のための複製）
- 31条（図書館等における複製等）
- 32条（引用）
- 33条（教科用図書等への掲載）
- 35条（学校その他の教育機関における複製等）
- 36条（試験問題としての複製等）
- 38条（営利を目的としない上演等）
- 39条（時事問題に関する論説の転載等）
- 40条（政治上の演説等の利用）
- 47条の3（プログラム著作物の複製物の所有者による複製等）

手に複製（＝既存の著作物に依拠し，その内容および形式を覚知させるに足りるものを再製すること，わかりやすく言えば，既存の著作物を参考にして，それと同一かあるいはほぼ同一のものを作成すること）した場合，著作権者の著作権（複製権）を侵害することになるのが原則です．もっとも，たとえば論文を書くときに，必要に応じて他人の学説を引用する行為は，当該引用部分を複製することになるため，上記原則に従えば，当該学説を書いた著作者の複製権を侵害することになってしまい，著しく不都合です．そこで，著作権法 32 条 1 項は，

> 公表された著作物は，引用して利用することができる．この場合において，その引用は，公正な慣行に合致するものであり，かつ，報道，批評，研究その他の引用の目的上正当な範囲内で行なわれるものでなければならない．

と規定し，この条文の要件を満たす引用（＝**正当な引用**）は著作権者の承諾がなくとも自由に行うことができることにしました．

2 「正当な引用」が認められるための要件

　正当な引用として認められるためには，具体的には次の要件を全て満たすことが必要であると言えます．

a) 公表された著作物であること

　まず，引用が認められる著作物は，すでに公表されたものに限られます．したがって，いまだ公に発表されていない他人の論文からの引用は，著作物性が認められない部分を除き，その者の許諾を得て行うべきこととなります．

b) 自己の文章と引用する文章を明瞭に区分（図 1-21）

　次に，正当な引用と認められるためには，自己の文章と引用する文章を明瞭に区分できること，具体的には，引用部分にかぎ括弧をしたり，別のフォントにしたりする工夫が必要となります．

c) 自己の文章が「主」であり，引用される文章は「従」（図 1-22）

　自己の文章が「主」であり，引用される文章は「従」であること，すなわち，自己の論旨に導くため，または自己の論旨を説明するために第三者の文章を利用することが必要です．この点，東京地裁平成 12 年 2 月 29 日「中田英寿伝記事件」判決は，被告らが出版した書籍中に中田英寿作の詩を利用したのは，被告らが創作活動をする上で詩を引用して利用しなければならなかったからではなく，詩を紹介すること自体に目的があったものと解せざるを得ないから，正当な引用には当たらないと判示しています．この

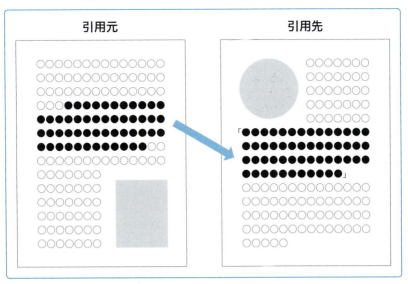

図 1-21　適切な引用の例

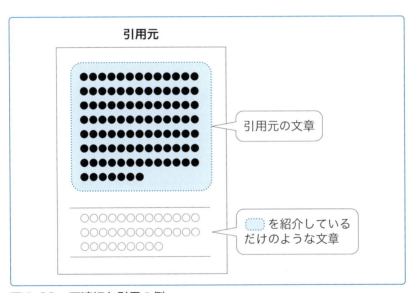

図 1-22　不適切な引用の例

ように，主従関係は，量だけでなく，質からも判断されることになります．

d）引用する著作物の出所を明示

　もともと，著作権法上，引用する著作物の出所を表示することは義務とされており（48条1項1号），これを怠ると50万円以下の罰金に処せられると規定されています（122条）．したがって，出所を明示しない引用は，「公正な慣行」に合致しているということはできず，「正当な引用」ではないとみなされる可能性が高いと言えます．「（本件における引用は，）出所明示を怠った点において公正な慣行に合致せず，著作権法32条1項の適法な引用には当たらないというべきである」と明示する裁判例（東京高裁

平成14年4月11日「絶対音感事件」判決）もあります．なお，翻訳文を引用する場合は，原典の著作者らだけでなく，翻訳者やその出典についても表示すべきです．

e）引用する必然性

上記のとおり，正当な引用は，その結果において，著作権者の権利を制限するものであり，やみくもに認められるわけではなく，必要もないのに引用することは認められません．

f）引用文章は原文のまま（ただし，適正な要約は可能とする立場もあり）

引用によって著作権者の利益が不当に侵害されないように，原則として引用に際しては，原文のまま利用すべきです．また，自説に対する反対説として引用するようなことは，基本的に許容されますが，反対説として挙げる際に，論旨を歪めるような形で引用してしまうことは，本要件を満たさないことになるとともに，著作権法上禁止されている「著作者の名誉又は声望を害する方法によりその著作物を利用する行為」（113条6項）に該当するとの指摘を受けるおそれもあるので，慎むべきです（表1-13）．

要約した文章を作成する場合には，著作財産権の1つである翻案権侵害の成否が問題となります（さらに，著作者人格権の1つの「同一性保持権」侵害の成否も問題となりますが，翻案権侵害が成立する場合には，同一性保持権侵害も成立する可能性が高いと考えておいた方がよいでしょう）．

この点，文化庁のHP（http://chosakuken.bunka.go.jp/naruhodo/index.asp）によれば，「要約のように著作物の内容が概括的に理解できるものは一般的に翻案に該当すると考えられています．…翻案に該当することになれば，論文の著作者（著作権者）の二次的著作物の創作権が働くことになりますので，原則として著作権者の了解なしに論文の要約等はできないことになります（第27条）．」とされています．また，東京地判平成6年2月18日「コムライン・ディリー・ニュース事件」は，「（翻案に該当する）要約は，これに接する者に，原著作物を読まなくても原著作物に表現された思想，感情の主要な部分を認識させる内容を有しているものである」としています．したがって，要約が相当に詳細に及び，原著作物を読まなくてもその主要な内容がわかるような要約は避けたほうが無難です．他方，数枚にわたる記事を自己の言葉で箇条書きに数行で要約するような場合であれば，通常は著作権侵害の問題にはならないと考えられます．

表1-13　引用

・原則として原文のまま利用する

反対説として挙げる場合

・論旨を歪めるような形で引用しない
→歪めて引用した場合，「著作者の名誉又は声望を害する方法によりその著作物を利用する行為」（113条6項）に該当する可能性もある

以上，まとめると，自己の論文や学会発表において，自分の考えを補完したり補充するために，必要な範囲内で，公表された著作物を引用した部分とその出所を明示して行う場合は，「正当な引用」として著作者の許諾なく他人の著作物を引用することができます．上記の引用の要件を満たす限り，「禁引用」「禁転載」という記載が本の表紙などに記載されている著作物も，著作権者の許諾を要することなく適法に引用することが可能です．ただし，国や地方公共団体などの発行する白書や行政統計資料等については，「転載」を禁止する旨の表示があるものは，転載は認められません（32条2項）．

なお，雑誌に投稿する論文における引用の具体的な方法については，投稿する雑誌や出版社の投稿基準に従うようにしてください．

3 転載

次に，「転載」について説明しておきます．

「転載」とは，通常は著作権者の承諾を得なければならない他人の著作物の全部または一部の利用行為を指します．

著作権法32条2項は，

> 国若しくは地方公共団体の機関，独立行政法人又は地方独立行政法人が一般に周知させることを目的として作成し，その著作の名義の下に公表する広報資料，調査統計資料，報告書その他これらに類する著作物は，説明の材料として新聞紙，雑誌その他の刊行物に転載することができる．ただし，これを禁止する旨の表示がある場合は，この限りでない．

と規定しています．

著作権法上の「引用」に該当せず，かつ，著作権者の承諾を得ていない「転載」は，他人の著作物の「盗用」として，著作権侵害が成立するおそれがありますが，32条2項の規定は，周知させることを目的として作成された公共的な広報資料などは，「引用」のような主・従にとらわれずに広く利用することができることを明らかにしたものと言えます．

著作権法32条2項は，官公PR資料などの転載を認める規定であり，政府が発行している白書のたぐい，例えば文部科学白書や経済財政白書といったものの転載を自由とすることに大きな意味があります（加戸守行「著作権法逐条講義六訂新版」268頁）．なお，①憲法その他の法令，②国，地方公共団体等が発する告示，訓令，通達等，③裁判所の判決や行政庁の裁決等，④上記①から③の翻訳物，編集物については，著作権の保護対象とはならないことが規定されており（著作権法13条），誰でも自由に利用することができます．

32条2項の規定によって認められる利用方法は，「説明の材料としての転載」であり，

表 1-14　引用と転載

> **引用**
> 「正当な引用」と認められれば，著作権者の許諾は不要
>
> **転載**
> 引用の範囲を越えて，既存の出版物等から文章や図表等を掲載すること
> 原則として著作権者の許諾が必要

　本文でこれは何月何日に発表された白書であってこういう内容を取り扱ったものであるという説明を加えた上で，その付属資料として掲載するような場合を指すと解されています（加戸・前掲）．よって，「正当な引用」と異なり，転載された著作物（の一部）の方が主で，説明文の方が従となる場合も当然に予定されていると言えます（小倉秀夫ほか「著作権法コンメンタール」630頁）．

　転載の主体（転載する側）である「新聞紙，雑誌その他の刊行物」とは，公衆に頒布されることを目的として相当部数作成される媒体を指し，定期的に，または継続的に作成されるか否か，有償で，または営利目的で頒布されることを予定しているか否かは問いません（小倉ほか・前掲）．ウェブサイトに転載する，インターネットなどを通じたダウンロード販売が予定されている電子書籍に転載する，または，講演会などにおけるプレゼン資料に転載するなどの場合，転載先の媒体は頒布されることを予定されていないため「刊行物」にはあたらないため，2項は直接的には適用されませんが，類推適用が認められるべきだとする見解も有力です（小倉ほか・前掲）．

　なお，「正当な引用」の場合と同様に，第48条第1項1号で，出所の明示が義務づけられています（**表 1-14**）．

5 著作権の活用

　著作権（著作財産権）の活用の仕方としては，著作権者自身が，著作物を利用すること［例えば，コピーをとったり（複製），インターネット上のホームページに掲載したり（公衆送信）すること］のほか，他人にライセンス（実施許諾）したり，他人に譲渡したり，あるいは融資を受けるために担保に供すること（質権や譲渡担保権の設定）等が考えられます．

　ライセンス（実施許諾）と一口にいっても，対価（ライセンス料）の有無や額，許諾の範囲（態様，地理的範囲，期間等）によって，さまざまな内容があり得ます．また，譲渡についても，著作権のうち一部の権能を譲渡するのか，それとも全部を譲渡するのかなど，いろいろな態様が想定されます．具体的な内容について合意しなかった場合には，合意したはずの内容について当事者の認識に齟齬が生じ，あとでトラブルになることもあります（実際に，合意した内容について当事者間に見解の相違があり，裁判になった事例もあります）．後日，トラブルにならないようにするためには，当事者間で，具体的に合意内容を協議して確定させ，それを書面化し，契約を締結しておいたほうが無難であることも多いと思われます．

　また，上述のとおり，著作権（著作財産権）は，契約等により他人に譲渡することができますが，著作者人格権は，著作者のみに認められている権利であり，他人に譲渡することはできません．

　そこで，例えば，ある論文に関する著作権（著作財産権）を出版契約により学会や出版社に譲渡した場合，著作財産権は学会・出版社に帰属し，著作者人格権は論文作成者に帰属することになります．このような場合において，第三者が許諾を得て当該論文を利用しようとするとき，利用の仕方が著作者人格権に抵触するようなとき（例えば，著作物性のあるデザインの同一性保持権を害するような態様で，修正して利用しようとするときなど）には，学会・出版社だけでなく論文作成者からも許諾を得るなどの必要が生じうることに注意してください．

第1章 著作権

6 著作権侵害と救済手段

著作権侵害の意義（表1-15）

　著作権を侵害された者は，加害者に対し，当該侵害行為の差止や損害賠償を求めることができます．

　著作権・著作者人格権・著作隣接権等の侵害の請求を求める場合，

> (1) 自己が著作権を有していること
> (2) 自己の著作権が相手方に侵害されたこと又は侵害のおそれのあること

の2つを証明する必要があります．さらに，損害賠償請求の場合には，上記に加え，相手方の故意・過失，損害及びその額，権利侵害と損害との間の因果関係を主張立証する必要があります．上記(1)に関し，「著作権」を保有することを証明するために，具体的には，

> ① 自身が権利を保有していると主張する客体が「著作物」であること
>   および
> ② 原告がその客体について権利を取得した原因事実

表1-15　著作権侵害行為

著作権侵害行為

○著作権者の許諾なく，かつ法令上の根拠なく著作物を利用する行為

・民事責任
　(1)差止請求（112条），(2)損害賠償請求（民709条以下），(3)名誉回復措置の請求（115条）等
　→損害賠償請求は，差止と異なり，侵害者の故意又は過失が必要．

・刑事責任（119条ないし124条）

を主張立証しなければなりません．②の権利取得原因事実について，著作権侵害の場合には，

> （ⅰ）創作という事実行為を行った著作者であること
> （ⅱ）著作者から著作権を譲り受けたこと
> （ⅲ）職務著作の要件をみたし著作者たる地位にあること（15条）
> （ⅳ）映画製作者として著作権を有していることを有していること（29条）

などのいずれかを主張立証する必要があります（著作者人格権侵害については，上記（ⅰ）又は（ⅲ）のいずれか）．

また，前述（2）に関しては，①相手方が自己の著作物に依拠し，②これと同一又は類似する著作物について，③権限なく法定の利用行為（18条〜28条・113条・89条）を行っていることを主張立証していくことになります．

著作権侵害が認められた場合，法的に，損害賠償義務や出版物の発行の差し止め，場合によっては謝罪広告の義務が生じるとともに，社会的にも信用が大きく損なわれることになります．

みなし侵害行為

さらに，著作権法113条は，著作権・著作者人格権・著作隣接権等の対象とはならないものの，著作権者等の利益を害すると考えられる一定の行為を，著作権等の侵害とみなすことにより，差し止め・損害賠償・刑事罰の対象とし，もって権利保護の十全化を図るため，次のとおり，「みなし侵害行為」を規定しています（113条）．

1 頒布目的での侵害品の輸入（1項1号）

1号は，輸入時に日本国内で作成したとすれば著作権等の侵害となるべき行為によって作成された物を国内頒布目的で輸入する行為を，当該著作権等の侵害とみなしています．

2 侵害品の頒布・所持・輸出等（1項2号）

2号は，日本国内で著作権等を侵害する行為によって作成された物と，外国で日本ならば著作権等の侵害となるような行為で作成され，輸入された物につき，情を知って，①頒布，②頒布目的での所持，③頒布の申出，④業としての輸出，⑤業としての輸出目的での所持を行う行為を，当該著作権等の侵害とみなしています．

「情を知って」という要件は，侵害行為によって作成された物であることを認識して

いることを言い，海賊版であることを知っている場合がこれにあたります．

3 違法作成プログラムの業務上の使用（2項）

　一般に，著作物の「使用」行為（著作物を読んだり眺めたり聴いたりする行為）は，著作権法上侵害を構成せず，プログラムの使用も自由に行うことができるのが原則です．しかし，プログラムをコンピュータで使用することは，それ自体として大きな経済的価値を生む可能性があるところ，違法に作成された海賊版プログラムが企業などで業として使用される場合，著作権者に大きな不利益を与える可能性があります．そこで，2項は，使用権原を取得した際に，違法作成について「情を知って」いた場合，プログラム使用行為を著作権侵害とみなしています．

4 権利管理情報の付加・除去・改変（3項・4項）

　3項は，「権利管理情報」（2条1項21号）の故意による付加・除去・改変行為および，これらの行為が行われた物を，情を知って頒布等する行為を，当該権利管理情報に係る著作権等の侵害とみなしています．

5 国外頒布目的商業用レコードの輸入・頒布・所持（5項）

　同じ楽曲について，国内で適法に販売されるレコードよりも国外で適法に販売されるレコードの方が安い場合，これが国内に還流し（逆輸入され），安い価格で販売されると国内のレコード市場が混乱し，著作権者等に不利益を及ぼしかねないことから，5項は，①著作権者等の利益が不当に害されること，②輸入・頒布・所持時に，国外頒布目的の商業用レコードであることについて，「情を知って」いること，③最初に国内で発行された日から4年（著作権法施行令66条）を経過した国内頒布目的商業用レコードと同一の国外頒布目的商業用レコードではないことを満たす場合に，真正品の輸入等を禁じています（「音楽レコードの還流防止措置」と呼ばれています）．

6 著作者の名誉・声望を害する利用（6項）

　第6項は，著作者の名誉又は声望を害する方法で著作物を利用することを著作者人格権侵害とみなす旨を規定しています．本項の趣旨は，著作者の創作意図を外れた利用をされることによってその創作意図に疑いを抱かせたり，著作物の芸術的価値を非常に損なうような形で著作物が利用されたりすることを防ぐことにあります．

「複製」「翻案」の意義（表1-16）

　どのような場合に「複製」や「翻案」が成立するかは，これから詳しく説明していきますが，著作物の複製（著作権法21条，2条1項15号）とは，既存の著作物に依拠し，その内容および形式を覚知させるに足りるものを再製すること（わかりやすく言えば，既存の著作物を参考にして，それと同一かあるいはほぼ同一のものを作成すること）を言い（最高裁昭和53年9月7日「ワン・レイニー・ナイト・イン・トーキョー事件」判決），著作物の「翻案」（同法27条）とは，既存の著作物に依拠し，かつ，その表現上の本質的な特徴の同一性を維持しつつ，具体的表現に修正，増減，変更などを加えて，新たに思想または感情を創作的に表現することにより，これに接する者が既存の著作物の表現上の本質的な特徴を直接感得することのできる別の著作物を創作する行為（わかりやすく言えば，アレンジを加えつつも，元の著作物の特徴的な表現部分を利用したことがわかるような態様で新たに著作物を作成すること）を言います（最高裁平成13年6月28日「江差追分事件」判決）．いずれも，原則として，著作権者の許諾なく行うことは著作権侵害となります．

　「表現上の本質的な特徴」について補足しておくと，思想，感情もしくはアイデア，事実もしくは事件など表現それ自体でない部分または表現上の創作性がない部分における同一性は，表現上の本質的な特徴の同一性を基礎づけることはないと解されています．（髙部眞規子，著作権研究34号13頁）．また，思想，感情またはアイデアとその表現が不可分であったり，あるいは，思想やアイデアの表現の選択が限られている場合は，その表現部分は著作権法の保護の対象とはならないため，そこに同一性が認められても，翻案にはあたらないと解されています（同15頁）．著作権法は，表現を保護の対象とするものであって，思想やアイデアなどを保護の対象とするものではありません．そこで，ある表現を保護しようとすることによりその前提とする思想やアイデアそのものを

表1-16　非侵害・複製・翻案の関係

非侵害，複製，翻案

- 原著作物に依拠しつつ，新たな創作性を加味せず，同一又は実質的に同一と言える場合
→複製

- 原著作物に依拠しつつ，新たに創作性ある表現を付加し，かつ，原著作物の表現上の本質的な特徴の同一性を維持し，同特徴を直接感得しうる場合
→翻案

- 原著作物の表現上の本質的な特徴を維持していない，あるいは，それを直接感得できない場合
→別個の著作物

保護することになる場合には，当該表現には著作権法の保護は及ばないことになります．

次に，「直接感得」しうるかどうかは，原著作物中創作性の高い部分との類似性の程度，模倣された要素とそれ以外の要素との比率，模倣部分の全体における位置づけなどを考慮して総合判断すべきと解されています．具体的には，類似性が非常に強い，あるいは，共通する部分の創作性が極めて高い場合には，表現上の本質的な特徴を感得しやすく，逆に，共通する部分の創作性のレベルが低い，あるいは共通部分ではない別の部分に高い創作性が認められる場合は，特徴を感得しにくい．また，被告著作物に原告の著作物が利用された量が多ければ多いほど，特徴が感得しやすい．逆に，ほんの少ししか利用されていない場合は，感得しにくいと言えるでしょう（同20頁）．

著作権法は，思想または感情の創作的な表現を保護するものであるため（著作権法1条），「複製」または「翻案」に該当するためには，既存の著作物とこれに依拠して創作された著作物との同一性を有する部分が，著作権法による保護の対象となる「思想又は感情を創作的に表現したもの」であることが必要です．そこで，既存の著作物に依拠して創作された著作物が，思想，感情もしくはアイデア，事実もしくは事件など，表現それ自体ではない部分，または，表現上の創作性がない部分において，既存の著作物と同一性を有するにすぎない場合には，著作権侵害は成立しないことになります．

また，他人の著作物を参考にしても，その表現形式の本質的な特徴が失われてしまっている場合には，別個の著作物を作成したものとして，著作権侵害は成立しないことになります．

なお，他人の著作物と似た表現物を作成する場合，著作者人格権である同一性保持権や氏名表示権を侵害することにならないかどうかも問題となります．なお，著作物の表現形式の本質的な特徴が失われてしまっている場合は，著作財産権侵害が成立しないのと同様に，著作者人格権侵害も成立しないと解されています．

裁判事例における判断

以下では，具体的な裁判事例をみていきます．

まず，法律の条文をわかりやすく示した複数の図表の著作物性が問題となった東京地裁平成6年7月25日「出る順宅建事件」では，表1-17に示す原告表（3）の「著作物性」を肯定しつつ，被告表（3）は原告表（3）の「複製」にはあたらない（したがって著作権侵害は成立しない）と判断しました．すなわち，

> 原告表（3）と被告表（3）は，共に都市計画法15条1項所定の都市計画の決定権者を整理して一覧表にまとめたものであるから，区域，地区，地域等の表現，決定権者が同じになるのは当然であり，その中で全体的な表現形式，都市計画の分類，配列等において相違している以上，被告表（3）は，原告表（3）の複製とは認められない

表 1-17 「出る順宅建事件」原告表と被告表

原告表(3) 甲第七号証の五

1. 都市計画の決定権者
(1)決定権者
　原則——都道府県知事および市町村（151）．

①市街化区域・市街化調整区域の線引き			知　事
②地域地区	用途地域		知事または市町村
	補助的地域地区	特別用途地区・高度地区・高度利用地区・特定街区・防火地域・準防火地域・美観地区	市町村
		風致地区	知　事
③地区計画			市町村
④都市施設			知事または市町村
⑤市街地開発事業			知事または市町村
⑥市街地開発事業等予定区域			知　事
⑦促進区域			市町村

被告表(3) 甲第三号証の五　甲第四号証の五

要点・都市計画の決定権者(1)

都市計画の種類			決定権者
①市街化区域・市街化調整区			知　事
②地域地区	用途地域		知事または市町村
	補助的地域地区	特別用途地区，高度地区，高度利用地区，特定街区，防火・準防火地域，美観地区	市町村
		風致地区	知　事
③促進区域			市町村
④遊休土地転換利用促進地区			市町村
⑤都市施設			知事または市町村
⑥市街地開発事業			知事または市町村
⑦市街地開発事業等予定区域			知　事
⑧地区計画			市町村

としました．

　次に，大阪地裁昭和 60 年 3 月 29 日「商業広告事件」は，原告の提供するサービスおよび商品を示したイラスト（本件広告（1））について著作物性を肯定した上で，次のとおり述べて被告のイラスト（本件広告（2））による著作権侵害を否定しています（図 1-23）．

本件広告（1）が著作物と認められるのは，本件広告（1）が前認定の構成・素材

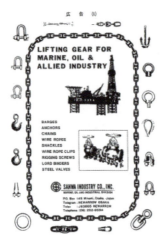
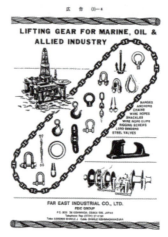

図1-23 「商業広告事件」原告イラストと被告イラスト
［出典：大阪地裁昭和58年（ワ）3087号／同（ワ）1367号判決書目録（最高裁HP）］

を総合的に釣合よく配置構成して，見る者をして全体として一つの纏まりのあるグラフイツクな作品と見させることによるものであるから，その著作物として表現形式上の本質的特徴部分を形成する個性的表現部分は，右具体的な構成と結びついた特徴のある表現形態から直接把握される部分に限られ，前記個々の構成・素材を取り上げたアイデアや構成・素材の単なる組合わせから生ずるイメージなどの抽象的な部分にまでは及ばないものと認めるのが相当である．そのような見地において，本件広告（1）と本件広告（2）との表現形式上の本質的な特徴部分を抽出してみると，前者は，図案化された縦長で環状の鎖で画面の周囲を縁取り，その鎖の外側に沿って18個の工具の部品の写真を並べ，鎖の内側上方に正面から見たシルエット状の石油採取設備の図案を配し，その脚部以下に暗色を配して鎖の内側下方の過半を波ないしは海洋として表現し，石油採取設備の図案の下方右側にバルブの写真を配した点にあり，後者は，図案化された細長で環状の鎖を画面の右上から左下にかけて斜めに配し，その鎖の内側に17個の工具の部品の写真を並べ，画面の一番上と下にそれぞれ横方向一杯にワイヤーロープの図案を配し，鎖の外側左寄りに斜め上方から見たスケッチ風の石油採取設備及び波の図案を配し，鎖の外側右寄りにフエア・リーダー及びパワー・ウインドラスの写真を配した点にあって，…その表現形式上の本質的な特徴部分が相当異なり，本件広告（2）が本件広告（1）からある程度の示唆を受けて作成されたものとしても，本件広告（1）の著作物としての表現形式上の本質的な特徴は，本件広告（2）の独自の創作性の陰に穏れて直接感得できなくなっているものというべく，本件広告（2）は，本件広告（1）の単なる複製でも翻案でもなく，本件広告（1）の著作者が有する著作者人格権や著作権を侵害しないものと認めるのが相当である．

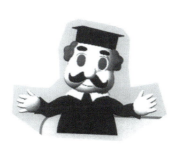 

図 1-24　「博士イラスト事件」原告絵柄と被告絵柄

[出典：東京地裁平成 18 年（ワ）16899 号判決書目録]

また，図 1-24 に示す博士のイラスト画の著作権侵害が問題となった東京地裁平成 20 年 7 月 4 日（博士イラスト事件）判決でも，次のとおり，著作権侵害が否定されています．

> 角帽やガウンをまとい髭などを生やしたふっくらとした年配の男性とするという点はアイデアにすぎず，…原告博士絵柄と被告博士絵柄との共通点として挙げられているその余の具体的表現（ほぼ 2 頭身で，頭部を含む上半身が強調されて，下半身がガウンの裾から見える大きな靴で描かれていること，顔のつくりが下ぶくれの台形状であって，両頰が丸く，中央部に鼻が位置し，そこからカイゼル髭が伸びていること，目が鼻と横幅がほぼ同じで縦方向に長い楕円であって，その両目の真上に眉があり，首と耳は描かれず，左右の側頭部にふくらんだ髪が生えていること）は，きわめてありふれたもので表現上の創作性があるということはできず，両者は表現でないアイデアあるいは表現上の創作性が認められない部分において同一性を有するにすぎない．また，被告博士絵柄全体をみても，…これに接する者が原告博士絵柄を表現する固有の本質的特徴を看取することはできないものというべきである．

　上述のとおり，著作権侵害が成立するかどうかは，既存の著作物の真似された部分が，著作権法による保護の対象となる思想または感情を創作的に表現したものであることが必要であり，表現それ自体でない部分，または表現上の創作性がない部分において，既存の著作物と同一性を有するに過ぎない場合には，著作権侵害は成立しないことになります．もっとも，侵害することになるかどうか判断が難しい場合も多く，そのような場合には，正当な引用が成立するようにしたり，著作権者や著作者から利用許諾を得ることが好ましいことも多いでしょう．このことは，文章や音楽，彫刻など，図表以外の著作物でも同様にあてはまります．

共同著作物の権利行使

　共同著作物の場合には，共著者全員が合意の上で行使することが原則となります．例えば，著作物を複製したり，ネットに掲載する行為のように著作財産権を行使する場合も全員の合意が必要となり，また，未公表の著作物の公表，氏名表示の変更・切除，著作物の改変（改作）を行うように著作者人格権を行使する場合も，他の著作権者（著者）の合意が必要となります．ただし，著作財産権の行使については，「正当な理由」がない限り，合意の成立を妨げてはならないとされています．また，著作者人格権の行使については，「信義に反して」合意の成立を妨げることはできないとされています．もっとも，共同著作物が，勝手に第三者に利用された場合には，上記と異なり，各著作者は，単独で，当該第三者に対して著作権侵害行為の差し止めや損害賠償の請求を行うことが可能です（著作権法 117 条）．

1　東京地裁平成 6 年 7 月 25 日「出る順宅建事件」

　本事案は，原告が，被告らの出版販売等する書籍に掲載されている，建ぺい率計算の基礎となる建築面積を算定する際の法令上の注意点を整理した表が，原告の書籍中の表に係る著作権および著作者人格権を侵害しているとして，被告らに対し，損害賠償の支払いなどを求めた事案であり，図 1-25 の左のデザインが原告，右のデザインが被告の表のそれぞれ一部となります．

　裁判所は，以下のように判示して，翻案権，同一性保持権，氏名表示権の侵害の成立を肯定しました．

> 原告表（5）は，建ぺい率計算の基礎となる建築面積を算定するに当たって注意すべき建築基準法施行令 2 条 1 項 2 号の「建築物…の外壁又はこれに代わる柱の中心線（軒，ひさし，はね出し縁その他これに類するもので当該中心線から水平距離

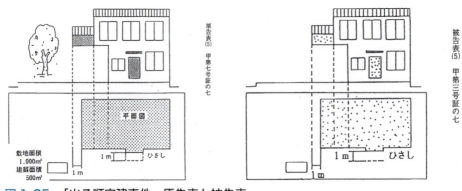

図 1-25　「出る順宅建事件」原告表と被告表

（出典：最高裁判所ホームページ）

一メートル以上突き出たものである場合においては，その端から水平距離一メートル後退した線）で囲まれた部分の水平投影面積による．」との規定の要点を説明するためにそれなりに工夫創作された略図と認められ，著作権法で保護されるべき著作物と認められる．原告表（5）も被告表（5）も，二階建ての建物の粗略な正面図を上に，その平面図を下に配したものであり，その表現は，被告表（5）では樹木が描かれていない点，バルコニー様のものの部分と出入口の部分，建物の投影図部分に付された点描の密度がやや粗である点，建物の投影図中に「平面図」の文字がない点，平面図の左下に敷地面積等の文字のない点を除けば，建物の形態，窓の数，形態，位置，説明のための補助線の引き方や注記，平面図の左下の意味不明の小さな横長の長方形が記載されている点まで共通している．右認定の事実によれば，被告表（5）は，原告表（5）と著作物としての同一性を損なわない程度にまで類似しているものと認められる．

2 大阪地裁平成 11 年 7 月 8 日「F 画事件」（図 1-26）

本事案は，製薬企業である被告がその製品の包装箱などに用いたデザインが原告のデザイン画に係る著作権を侵害しているかどうか争いになった事案です．もう少し具体的に説明すると，被告は，胃腸薬の包装箱などに使用した被告図柄の製作を A 社に委託し，同社のデザイナーである E は，デザイン画集所載の F 作のデザイン画（F 画）を参考にして被告図柄を製作しました．デザイン画集の F 画所載のページには，オリジナルのアーティストは C 氏である旨とそのポスターの写真（原告著作物 C）が掲載されており，E が B 社に対して F 画の著作権の調査を依頼したところ，B 社から許諾が得られた旨の誤った通知を受けたため，これを信用しました．そうしたところ，実は，B 社の通知は誤った通知であり，実際には許諾は得られていませんでした．そして，C 氏の孫にあたる著作権者が，被告図柄は原告著作物の二次的著作物（＝原著作物を翻案して作成された著作物）に当たるなどとして，提訴に及びました．

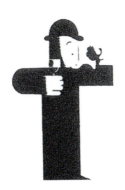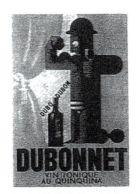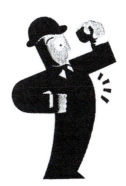

図 1-26 「F 画事件」F 画と原告著作物と被告図柄

（出典：最高裁判所ホームページ）

裁判所は，次のとおり判示して，翻案権侵害を肯定しました．

【F】画と原告著作物Cとを比較すると，そこで描写されている男性の姿は，〈1〉白黒かカラーか，〈2〉左向きか右向きか，〈3〉服装が縞模様のパンツ姿か青色のスーツ姿かという違いがあるだけであって，原告著作物Cの特徴である（a）丸い山高帽をかぶった男性が力こぶを出すポーズで立っており，（b）大きく丸い眼球と小さな黒目と，細い眉毛と，顔から鼻頭にかけて直線的な稜線を有することを特徴とする横顔が描かれ，（c）顔から上の部分は真横から見た描写であるのに対し，首から下の部分は斜め前方から見た描写となっており，（d）身体の線が直線的に描かれ，（e）力こぶを出している腕と反対側の腕を曲げて，手にワイングラスを持っている等の点において共通しているから，原告著作物Cの内容及び形式を覚知させるに足るものを再生していることは明らかというべきであり，しかも【F】画が原告著作物Cに依拠して作成されたものであることは前記認定事実のとおりであるから，【F】画は少なくとも原告著作物Cの複製物であると認められる．そこで次に，被告図柄が原告著作物Cの複製物又は二次著作物であるか否かについて検討する．

……被告図柄と原告著作物Cに描かれている男性の図柄の間には，前記の（a）のうち丸い山高帽をかぶった男性が立っている点，（b）及び（c）の点において共通しており，また，別紙目録一（二）（三）の被告図柄については（d）（e）のうち左右の肩から腕，手にかけての線で，さらに同（三）の被告図柄については（a）全部の点で類似しており，そこにはなお原告著作物Cの創作的表現が再生されているものというべきであるから，被告図柄においては右原告著作物Cの内容及び形式を覚知させるに足るものを再生していると認められる．そして，先に1で認定した事実からすれば，被告【E】は，原告著作物Cの複製物である【F】画に依拠して被告図柄を作成したものと認められる．

　以上よりすれば，被告図柄は，少なくとも原告著作物Cの二次著作物というべきである．

3 東京地裁平成11年12月21日「タウンページ・キャラクター事件」（図1-27）

　本事案は，原告が，被告イラストは，原告漫画に類似しており，原告漫画に依拠して製作されたものであると主張して，損害賠償などを請求した事案です．
　裁判所は，次のとおり判示して，複製権，翻案権侵害を否定しました．

原告漫画のキャラクターの本の形状は，背表紙の付近が丸みを帯び，やや本が開いた状態のものもあるが，被告イラストのキャラクターの本は，全体的に角張っており，表表紙の上辺よりも裏表紙の上辺の方が長い独特の形状となっている．被告イ

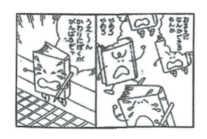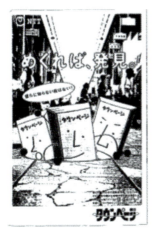

図 1-27 「タウンページ・キャラクター事件」原告漫画と被告イラスト

> ラストのキャラクターは，目が斜めに配置されているが，原告漫画のキャラクターは，目は真横に並べられている．被告イラストのキャラクターには，大きく鼻が描かれているのに対し，原告漫画のキャラクターには鼻が存在しない．被告イラストのキャラクターは，本の中央から腕が生えているのに対し，原告漫画のキャラクターは，本の表紙，すなわち顔の面から，腕が生えている．また，被告イラストのキャラクターの腕及び手は立体的で，手は黒く塗りつぶされた丸形である（被告イラストに手が白い丸形のものが存するとは認められない．）が，原告漫画のキャラクターの腕及び手は立体的でなく，手も白い丸形である．被告イラストのキャラクターの額にあたる部分にはタウンページという文字が描かれているが，原告漫画のキャラクターには何らの文字もない．……原告漫画も，被告イラストも，キャラクターの目，口，腕等で表情を表現しているということができるが，そのこと自体はアイデアであって，著作権法で保護されるものではなく，原告漫画と被告イラストとでは，キャラクターが異なることは，前示のとおりである．以上述べたところを総合すると，被告イラストが原告漫画を複製又は翻案したものであるとは認められない．

4 東京地裁平成 16 年 6 月 25 日「LEC 出る順シリーズ事件」（図 1-28）

本事案は，原告イラストにつき著作権を有する原告が，被告イラストを制作したデザイン事務所と同イラストを書籍の表紙などに使用し，書籍を発行していた出版会社に対し，著作（財産）権（翻案権）および著作者人格権（同一性保持権）に基づき，書籍の出版などの差し止めや損害賠償等を求めた事案であり，以下のように判示し，侵害を肯定しました．

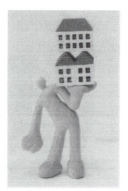 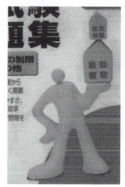

図 1-28 「LEC 出る順シリーズ事件」原告イラストと被告イラスト

　原告イラストと被告イラストの共通点のうち，立体の人形を左斜め上にライティングを施して撮影する表現方法，人形を，頭や手足を球状ないしひしゃげた球状にしてデフォルメする表現方法，人形に物を持たせる表現方法等は，美術の著作物としてありふれた表現方法であって，かかる点が共通していることのみをもって被告イラストが原告イラストに類似しているということはできない．
　しかしながら，人形を肌色一色で表現した上，人形の体型を A 型にして手足を大きくすることで全体的なバランスを保ち，手のひらの上に載せた物が見る人の目をひくように強調するため，左手の手のひらを肩の高さまで持ち上げた上，手のひらの上に載せられた物を人形の半身程度の大きさに表現するという表現方法は，原告の思想又は感情の創作的表現というべきであり，原告イラストの特徴的な部分であるということができる．
　そして，被告イラストは，このような原告イラストの創作的な特徴部分を感得することができるものであるから，原告イラストに類似するものというべきである．したがって，被告イラストにおいて，人形の材質，上半身の傾き方，右腕の格好，脚の開き方，左手の上の家の数等の具体的表現において，独自の表現を加えている点を考慮してもなお，被告イラストは原告イラストの翻案物に該当すると認めるのが相当である．
　この点について，被告らは，原告イラストの人形は，人体のデフォルメとしてありふれており，ポーズも燈籠鬼のポーズとして一般的なものであると主張するが，被告ら提出の証拠には，人体をデフォルメするというアイデアが共通するイラストが掲載されているにすぎず，原告イラストと同様の表現は見当たらない．また，燈籠鬼と原告イラストとでは，上半身を中心線から右側にやや下を向くように傾け，右腕を下方に下げ，左腕を肘を曲げて手のひらを真上に向けて肩の高さで物を持ち上げるポーズをしており，左脚を腰から地面に向けてまっすぐ伸ばしてこれを軸足にして右脚を開くような姿勢をしているという人物の基本的な姿勢自体は，共通する点があるものの，それ以外の表現方法において異なっているものであり，被告ら

の主張は当たらない．

刑事罰

　著作権等の侵害行為は，民事的救済の対象となると同時に，刑事罰の対象ともなります．特にビデオ録画などの海賊版事犯については，刑事罰は著作権の主要なエンフォースメントの一つとして機能しています．

　具体的には，著作権（著作財産権）を侵害した者は，私的使用目的の複製などの一定の場合を除き，10年以下の懲役もしくは1000万円以下の罰金に処され，又はこれらが併科されます（119条1項）．また，著作者人格権を侵害した者は，5年以下の懲役もしくは500万円以下の罰金に処され，又はこれらが併科されます（119条2項1号）．

　なお，私的使用目的の複製は，侵害行為に該当する場合でも刑罰の対象とならないとされてきたが，2012年（平成24年）改正により，インターネット上の違法ファイルの流通を抑止する目的で，いわゆる違法ダウンロードの一部（有償著作物の著作権侵害の自動公衆送信を受信して行うデジタル方式の録音・録画による故意の著作権侵害など）には刑罰が科されることとなりました（119条3項）．

第 2 章

特許権

第2章 特許権

1 特許制度の意義

　特許法は,「**発明の保護及び利用を図ることにより,発明を奨励し,もって産業の発達に寄与する**」ことを目的としています（特許法1条）．発明とは技術的思想であるため,発明者がこれを占有したり,支配したりすることはできません．このため,新規な技術的思想を見いだした発明者は,他人によって発明を盗まれたりしないよう,せっかくのアイデアを秘密にしてしまう可能性があります．しかし,それでは発明者自身も自分の発明を実施することができないばかりか,第三者が同じ技術の開発について重複投資をするおそれもあります．

　そこで,**特許法は,特許出願の内容が公開されることを前提に,発明に係る技術を公開した者に対して,その代償として一定の期間,特許権という独占的な権利を付与することにより,発明の保護を図ることとしました**．併せて,第三者に対しては,公開された発明を利用する機会を与えることにより,具体的には,特許権の存続期間中は特許権者の許諾を得ることにより,また存続期間の経過後においては自由に発明を利用できるものとすることにより,産業の発展を図ろうとしたのです．

　このように特許権が付与された特許権者は,特許権の存続期間にわたり,特許された発明の実施をする権利を専有することができます（特許法68条）．ここで言う「**実施**」とは,**特許された発明が物に関する発明である場合は,その物を製造し,販売等する行為**を言い,**方法に関する発明である場合は,その方法を使用する行為**を言います（特許法2条3項）．つまり,特許権者は,発明された物を独占的に製造販売することができ,第三者がこれと同じ物を製造販売している場合には,これを差し止めることができ,特許権が侵害されたことにより被った損害の賠償を求めることができるというわけです．

第2章 特許権

2 特許出願書類

特許出願の際に提出すべき書類

　実験の結果，いかに素晴らしい発明を完成させたとしても，それだけで，特許を取得できるわけではありません．特許を取得するためには，特許庁に特許出願を行い，特許庁の審査官によって，特許権という独占権を付与するに足りる発明かどうかの審査を経た後，特許庁に備える特許原簿に登録されることが必要です．

　特許出願する際に提出しなければならない重要な書類として，特許請求の範囲と明細書があります（特許法36条）．

　このうち，後述するように，**特許請求の範囲**とは，特許を受けようとする発明を特定するために必要な事項を記載したものであり，**明細書**とは，その発明の属する技術分野に属する技術者が，特許請求の範囲に記載された発明を実施することができる程度に明確に発明について説明したものであり，いずれも，特許出願をするときに特許庁に提出する書類（願書）の一部です（特許法36条）．特許の技術的範囲（権利範囲）は，特許請求の範囲の記載内容によって画されることとなります．明細書は，特許請求の範囲に記載された発明の内容を理解し，実際に発明を実施できるような記載がなされています．

> 特許法36条　特許を受けようとする者は，次に掲げる事項を記載した願書を特許庁長官に提出しなければならない．
> 　一　特許出願人の氏名又は名称及び住所又は居所
> 　二　発明者の氏名及び住所又は居所
> 2　願書には，明細書，特許請求の範囲，必要な図面及び要約書を添付しなければならない．
> 3　前項の明細書には，次に掲げる事項を記載しなければならない．
> 　一　発明の名称
> 　二　図面の簡単な説明
> 　三　発明の詳細な説明
> 4　前項第三号の発明の詳細な説明の記載は，次の各号に適合するものでなければならない．

> 一　経済産業省令で定めるところにより，その発明の属する技術の分野における通常の知識を有する者がその実施をすることができる程度に明確かつ十分に記載したものであること．
> 二　その発明に関連する文献公知発明（第二十九条第一項第三号に掲げる発明をいう．以下この号において同じ．）のうち，特許を受けようとする者が特許出願の時に知つているものがあるときは，その文献公知発明が記載された刊行物の名称その他のその文献公知発明に関する情報の所在を記載したものであること．5　第二項の特許請求の範囲には，請求項に区分して，各請求項ごとに特許出願人が特許を受けようとする発明を特定するために必要と認める事項のすべてを記載しなければならない．この場合において，一の請求項に係る発明と他の請求項に係る発明とが同一である記載となることを妨げない．
> 6　第二項の特許請求の範囲の記載は，次の各号に適合するものでなければならない．
> 一　特許を受けようとする発明が発明の詳細な説明に記載したものであること．
> 二　特許を受けようとする発明が明確であること．
> 三　請求項ごとの記載が簡潔であること．
> 四　その他経済産業省令で定めるところにより記載されていること．
> 7　第二項の要約書には，明細書，特許請求の範囲又は図面に記載した発明の概要その他経済産業省令で定める事項を記載しなければならない．

　例えば，iPS細胞で著名な京都大学の山中伸弥教授が発明者となっている特許の一つである日本国特許4183742号（発明の名称「誘導多能性幹細胞の製造方法」）の特許請求の範囲には，「体細胞から誘導多能性幹細胞を製造する方法であって，下記の4種の遺伝子：Oct3/4，Klf4，c-Myc，及びSox2を体細胞に導入する工程を含む方法．」と記載されており，これが，当該特許の技術的範囲（権利範囲）を画することになります．そして，特許4183742号の明細書には，当該発明の技術分野や背景技術，発明が解決使用とする課題，発明の実施例などが記載されています．

　なお，特許庁所管の独立行政法人 工業所有権情報・研修館（略称：INPIT）が運営する「特許情報プラットフォーム」という検索ツールを用いて，特許番号や，発明の名称，発明者，権利者名などをキーワードとして検索することが可能です（https://www.j-platpat.inpit.go.jp/）．

特許請求の範囲

　発明の種類には，大きく分けて，**物の発明**と**方法の発明**があります．例えば，「構造式○○○○を有する化合物X」は物の発明，「化合物Aと化合物Bを反応させて製造した化合物を還元剤で処理して化合物Cを製造する方法」（**物を生産する方法の発明**）や「物質XのY値の測定方法」（**単純方法の発明**）は方法の発明です（**図2-1**）．方法の発

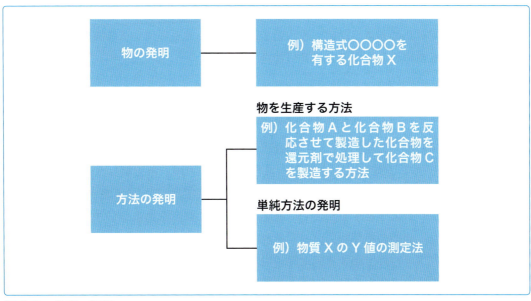

図 2-1　発明の種類

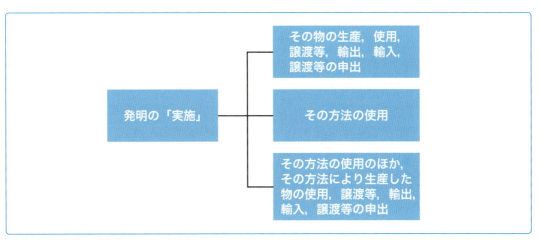

図 2-2　発明の「実施」

明には，物を生産する方法の発明と単純方法の発明があります．特許請求の範囲には発明の種類に応じて前述の例のように発明を特定して記載することになります．

　発明のカテゴリーが何であるかによって，発明の実施行為（言い換えれば，特許権者が独占できる発明の利用態様）が変わってくることになるので，注意が必要です．具体的には，「物の発明」の場合，その物の生産，使用，譲渡等，輸出，輸入，譲渡等の申出，「単純方法の発明」の場合，その方法の使用，「物を生産する方法の発明」の場合，その方法の使用のほか，その方法により生産した物の使用，譲渡等，輸出，輸入，譲渡等の申出が，発明の「実施」に該当することになります（図 2-2）．

　発明が特許登録を受けた場合，出願人（特許権者）は，特許請求の範囲に記載された技術を独占できることになります．すなわち，第三者が特許権者に無断で特許請求の範

囲に記載された発明を業として実施（製造や販売，使用など）した場合，特許権者は，その実施行為を止めるよう請求（差止請求）ができるとともに，その実施により被った損害の賠償を求めることができます（特許法68条）．

> 特許法68条　特許権者は，業として特許発明の実施をする権利を専有する．

　一般に，特許請求の範囲で示される発明は，できるだけ広くした方が特許権者にとって有利になります（例えば，「自動車」よりも「移動手段」と記載した方が自転車なども発明の範囲に含まれるようになるため，権利範囲が広がると言えます）．ただし，発明の範囲を広くしようとすることで，発明が不明瞭にならないように注意する必要があります．また，発明の範囲が広いと，それだけ同一内容の先行技術が存在し，結果的に発明が新規性（＝特許出願する前に同じ内容が公に知られていないこと）や進歩性（＝特許出願する前に存在する別の発明から容易には思いつかないこと）を欠くものとして，特許を取得できなくなってしまう可能性がありますので，注意を要します．「新規性」や「進歩性」については，後記の「3．特許要件」で説明します．

　1つの「特許請求の範囲」には，「請求項1」「請求項2」などと特定して，複数の発明を記載することができます．その場合，それぞれの請求項は，別個独立したものとして，相互の請求項とは無関係に独立して記載することができます．しかし，構成要素が，前の請求項とほとんど重複しており，1ヵ所だけ異なるような場合や，前の請求項の一部の構成を限定するような場合には，前の請求項を引用して請求項を記載することも可能です．このように，前の請求項を引用する請求項を**従属項**といい，他の請求項を引用していない請求項を**独立項**と言います．例えば，「【請求項1】AとBとCとを有する化合物」は，独立項，「【請求項2】前記Aはαである請求項1記載の化合物」は，従属項と呼びます．

明細書

　明細書は，特許請求の範囲に書かれた発明を詳しく説明する書類です．特許請求の範囲を読んだときは，ちんぷんかんぷんであっても，明細書を読んだ後に特許請求の範囲を再度読むと，発明の内容を理解できることが多々あるものです．

　明細書には，具体的に，「発明の名称」「技術分野」「背景技術」「発明が解決しようとする課題」「課題を解決するための手段」「発明の効果」「発明を実施するための最良の形態（実施例）」「図面の簡単な説明」「符号の説明」を記載することが一般的です．

　「発明の名称」は，例えば，「〜化合物」であるとか，「〜化合物の生産方法」などのように，端的に発明の内容を示すものであり，請求項の末尾に合わせて特定することも多く行われています．

　「技術分野」は，例えば，「遺伝子工学」「バイオ医薬品」などのように，発明が属す

る技術の分野を記載します．主要なものを書いておき，応用・発展が可能な場合は実施の形態等においてその旨を記載することもあります．

「**背景技術**」には，発明に関連する従来技術を書きます．係る記載によって，発明の，従来技術にはない技術的な特徴を理解できるように記載します．

「**発明が解決しようとする課題**」は，発明が解決しようとする技術上の課題を書きます．課題解決のために発明があり，発明によって，技術的課題が解決される関係に立つことになります．その意味で，課題と発明は一体不可分のものであると言えるでしょう．

「**課題を解決するための手段**」は，発明によってどのように課題が解決されたかを記載します．通常は発明の構成（発明自体）を説明します．課題を請求項ごとに記載している場合は，請求項ごとに発明の構成と構成に関する説明を記載します．

「**発明の効果**」は，発明を実施することで実現される有利な効果を記載します．例えば，「本発明に係る化合物は，従来技術である〇〇よりも増殖抑制作用が10倍向上する効果を有する．」などと記載します．

以上の「発明が解決しようとする課題」「課題を解決するための手段」「発明の効果」は，**発明3要素**とも呼ばれ，発明の核をなします．

> **発明3要素**
> ・発明が解決しようとする課題
> ・課題を解決するための手段
> ・発明の効果

「**発明を実施するための最良の形態**」ないし「**実施例**」は，当業者がその記載を読んで発明を実施することができるように発明の内容を記載します．物の発明の場合は，当業者がその物を作ること，使用することができるように記載し，方法の発明の場合はその方法を使用することができるように記載します．

以下では，参考までに，上掲の特許4183742号の発明の詳細な説明における技術分野，背景技術，発明が解決しようとする課題および作用効果の一部を転載しておきます．

> 【技術分野】
> 　本発明は，分化した体細胞を初期化する作用を有する核初期化因子を用いて誘導多能性幹細胞を製造する方法に関するものである．
> 【背景技術】
> 　胚性幹細胞（ES細胞）はヒトやマウスの初期胚から樹立された幹細胞であり，生体に存在する全ての細胞へと分化できる多能性を維持したまま長期にわたって培養することができるという特徴を有している．この性質を利用してヒトES細胞はパーキンソン病，若年性糖尿病，白血病など多くの疾患に対する細胞移植療法の資

源として期待されている．しかしながら，ES 細胞の移植は臓器移植と同様に拒絶反応を惹起してしまうという問題がある．また，ヒト胚を破壊して樹立される ES 細胞の利用に対しては倫理的見地から反対意見も多い．患者自身の分化体細胞を利用して脱分化を誘導し，ES 細胞に近い多能性や増殖能を有する細胞（この細胞を本明細書において「誘導多能性幹細胞」(iPS 細胞) と言うが，「胚性幹細胞様細胞」又は「ES 様細胞」と呼ばれる場合もある）を樹立することができれば，拒絶反応や倫理的問題のない理想的な多能性細胞として利用できるものと期待される．（以下省略）

【発明が解決しようとする課題】

　本発明の課題は核初期化因子を提供することにある．より具体的には，本発明の課題は，卵子，胚や ES 細胞を利用せずに分化細胞の初期化を誘導し，ES 細胞と同様な多能性や増殖能を有する誘導多能性幹細胞を簡便かつ再現性よく樹立するための手段を提供することにある．

【発明の効果】

　本発明により提供された核初期化因子を用いることにより，胚や ES 細胞を利用せずに簡便かつ再現性よく分化細胞核の初期化を誘導することができ，ES 細胞と同様の分化及び多能性や増殖能を有する未分化細胞である誘導多能性幹細胞を樹立することができる．例えば，本発明の核初期化因子を用いて患者自身の体細胞から高い増殖能及び分化多能性を有する誘導多能性幹細胞を作製することができ，この細胞を分化させることにより得られる細胞（例えば心筋細胞，インスリン産生細胞，又は神経細胞など）は，心不全，インスリン依存性糖尿病，パーキンソン病や脊髄損傷など多用な疾患に対する幹細胞移植療法に利用することができ，ヒト胚を用いる倫理的問題や移植後の拒絶反応を回避できるので極めて有用である．また誘導多能性幹細胞を分化させてできる各種細胞（例えば心筋細胞，肝細胞など）は化合物，薬剤，毒物などの薬効や毒性を評価するためのシステムとして極めて有用である．

特許請求の範囲と明細書の役割

　以上のとおり，特許請求の範囲とは，特許を受けようとする発明を特定するために必要な事項を記載したものであり，明細書とは，その発明の属する技術分野に属する技術者が，特許請求の範囲に記載された発明を実施することができる程度に明確に発明について説明したものであって，いずれも，特許出願するとき特許庁に提出することが必要となります．また，発明の内容がどんなものなのかを判断する基準となるものであり，極めて重要な役割を果たします．したがって，それらを作成する際には，専門家である弁理士に作成を依頼するなどして，慎重に進めることが必要となります．

第2章 特許権

3 特許要件

特許要件の意義

　冒頭で説明したように，特許権は，その存続期間にわたり，特許された発明を独占排他的に実施することができるという強力な権利です（特許法68条）．このため，特許出願された発明のすべてに特許権が付与されてしまうと，企業が今まで自由に製造販売してきた製品を，ある日突然，製造販売できなくなってしまうという事態が起こってしまうかもしれません．このようなことにならないよう，<u>特許庁の審査官は，特許出願された発明が独占排他権を与えるにふさわしい内容であるか，特許請求の範囲および明細書が適切に記載されているかについて審査をします</u>．そして，問題があると判断したものについては拒絶査定をし，問題がないと判断したものについて，特許権が付与されることになります．

　このように特許が成立するために必要とされる各種の実体的要件が特許法上規定されています（本書では、これらの要件をまとめて「特許要件」と言うことにします。）．主な特許要件としては次のものが挙げられます．

> ① 特許法上の「**発明**」であること（特許法2条1項）
> ② 発明が**産業上利用可能**であること（特許法29条1項柱書）
> ③ 発明が**新規性**を有すること（特許法29条1項各号）
> ④ 発明が**進歩性**を有すること（特許法29条2項）
> ⑤ 明細書の「発明の詳細な説明」の記載が**実施可能要件**を満たすこと（特許法36条4項1号）
> ⑥ 特許請求の範囲の記載が**サポート要件**を満たすこと（特許法36条6項1号）
> ⑦ 特許請求の範囲の記載が**明確性要件**を満たすこと（特許法36条6項2号）

　以下，各要件について説明します．

特許法上の「発明」であること

　特許法2条1項は，「**発明**」について，次のとおり定義します．

発明は「自然法則を利用」していることが必要

「発明」に該当せず，特許権は付与されない例
○「永久機関」
　・エネルギー保存の法則などの自然法則に反する手段
○ビジネスを行うための単なるアイデア
　・ゲームなどの単なる人為的な取り決め
　・商品の仕入れ方法や陳列方法
○数学上の公式

発明は「技術的思想の創作のうち高度なもの」

技術的思想の創作であって，その中でも「高度」なものであることを要求

発明は考案に含まれる部分のうち技術水準の低い裾の部分は包含しない

図 2-3　発明の定義

> 特許法2条　この法律で「発明」とは，自然法則を利用した技術的思想の創作のうち高度のものをいう．

　この定義によれば，発明は「**自然法則を利用**」していることが必要とされているので，エネルギー保存の法則などの自然法則に反する手段（いわゆる「永久機関」）や，ゲームなどの単なる人為的な取り決めや，商品の仕入れ方法や陳列方法といったビジネスを行うための単なるアイデア，数学上の公式などは「発明」に該当せず，特許権は付与されません．

　また，発明は「**技術的思想の創作のうち高度なもの**」とあり，技術的思想の創作であって，その中でも「高度」なものであることを要求しています．これは，実用新案法では，「考案」を「自然法則を利用した技術的思想の創作をいう」と定義していることとの関係で（実用新案法2条1項），発明は考案に含まれる部分のうち技術水準の低い裾の部分は包含しないという趣旨になります（**図 2-3**）．

　発明該当性について争われた近時の裁判例としては，「いきなりステーキ」を展開する株式会社ペッパーフードサービスが出願した，発明の名称を「ステーキの提供システム」とする特許の発明該当性が争われた事件があります（**知財高判平成 30 年 10 月 17 日**）．本件特許の特許請求の範囲は以下のとおりです．

> A　お客様を立食形式のテーブルに案内するステップと，
> 　　お客様からステーキの量を伺うステップと，

伺ったステーキの量を肉のブロックからカットするステップと，
カットした肉を焼くステップと，
焼いた肉をお客様のテーブルまで運ぶステップと
を含むステーキの提供方法を実施する**ステーキの提供システム**であって，
B 　上記お客様を案内した**テーブル番号が記載された札**と，
C 　上記お客様の要望に応じてカットした**肉を計量する計量機**と，
D 　上記お客様の要望に応じてカットした肉を他のお客様のものと区別する**印し**とを備え，
E 　**上記計量機**が計量した**肉の量**と**上記札**に記載された**テーブル番号**を記載した**シール**を出力することと，
F 　**上記印し**が**上記計量機**が出力した**肉の量とテーブル番号**が記載された**シール**であることを特徴とする，
G 　ステーキの提供システム．

　この特許に対して，本件特許は特許法上の「発明」に該当しないという取消理由を有するとして特許異議申立てが特許庁になされました．これを受けて特許庁は，当該発明の技術的意義が，お客様に，好みの量のステーキを，安価に提供するという飲食店における店舗運営方法という経済活動それ自体に向けられており，社会的な「仕組み」を特定しているものにすぎないとして発明該当性を否定し，この特許について取消決定をしました．

　これを不服とする出願人が知財高裁に提訴したところ，知財高裁では，ステーキの提供システムで使用される「札」「計量機」および「シール（印し）」という特定の物品または機器について，ほかのお客様の肉との混同を防止して本件発明の課題を解決するための技術的手段とするものであり，**全体として「自然法則を利用した技術的思想の創作」に該当する**として，特許庁の判断を覆し，発明該当性を認めました．

発明が産業上利用可能であること

　特許法 29 条 1 項柱書は，特許を受けることができる発明について，次のように定めます．

> **特許法 29 条**　産業上利用することができる発明をした者は，次に掲げる発明を除き，その発明について特許を受けることができる．

　上記のように，特許法 29 条 1 項柱書は，「**産業上利用することができる発明をした者は……その発明について特許を受けることができる．**」と規定しており，特許を受けることができる発明が産業上利用可能であることを要件としています．産業上利用可能

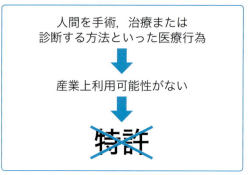

図 2-4　医療行為は産業上利用可能性がない

性がある発明であることを要するため，例えば，**個人的，学術的，実験的にのみ利用される発明は特許を受けることができません**．

この要件で重要なのは，**人間を手術，治療または診断する方法といった医療行為が，産業上利用可能性がないと判断され，特許を受けられないこと**です（図 2-4）．

この理由について，**東京高判平成 14 年 4 月 11 日・判例時報 1828 号 99 頁**は，医療行為に特許権が付与されると，医師は，常に，これから自分が行おうとしている医療行為が特許の対象となっているのではないか，それを行うことにより特許権侵害の責任を追及されることになるのではないか，などといったことを恐れながら医療行為にあたらなければならないことになるが，医療行為にあたる医師をこのような状況に追い込むような制度は，医療行為というものの事柄の性質上，著しく不当であり，わが国の特許制度はこのような結果を是認するものではないと説明しています．

これに対して，医療機器や医薬品自体についての産業上利用可能性は否定されません．

発明が新規性を有すること

特許制度は，発明に係る技術を公開した者に対して，その代償として特許権を付与するものですから，その発明がすでに公開された発明であることは許されず，新規な発明でなければなりません．そこで，上述した特許法 29 条 1 項では，下記のとおり，柱書に続けて，日本国内または外国において，特許出願前に公然知られた発明（1 号），公然実施をされた発明（2 号），頒布された刊行物に記載された発明または電気通信回線を通じて公衆に利用可能となった発明（3 号）については，特許を受けることができないと規定しています．

この要件は一般的に**「新規性」**と呼ばれます．

> 特許法 29 条　産業上利用することができる発明をした者は，次に掲げる発明を除き，その発明について特許を受けることができる．
> 一　特許出願前に日本国内又は外国において**公然知られた発明**
> 二　特許出願前に日本国内又は外国において**公然実施をされた発明**

三　特許出願前に日本国内又は外国において，頒布された刊行物に記載された発明又は電気通信回線を通じて公衆に利用可能となつた発明

「**公然**」とは，秘密の状態を逸したことをいいます．例えば，特許出願をする前に，発明を学会で発表した場合には，この発明は秘密の状態を逸したことになりますので，当該発明は特許出願前に公然知られた発明にあたるため同項1号に該当し，特許を受けることができません．

「**頒布された刊行物**」とは，公衆に対し頒布により公開することを目的として複製された文書，図面その他これに類する情報伝達媒体を言います．例えば，論文や文献，特許公報などがそれにあたります．このため，特許出願をする前に，論文や書籍で発明を発表した場合には，当該発明は特許出願前に頒布された刊行物に記載された発明にあたるため同項3号に該当することを理由に，特許を受けることができなくなります（表2-1）．

もっとも，自らの発明を公開した後に，その発明について特許出願をした場合に，一切特許を受けることができないとすると，発明者にとって酷であり，産業の発達への寄与という特許法の趣旨にもそぐわないことがあります．そこで，特許法は，特許出願前に上記のように公表した場合であっても，その日から1年以内（平成30年法改正以前は6ヵ月以内）に特許出願を行い，かつ所定の手続きを行うことによって，先の公開によってもその発明の新規性が喪失しないものとして取り扱うという規定（一般的に，「**発明の新規性喪失の例外規定**」と呼ばれます）を設けています（特許法30条）．

表2-1　「公然」「頒布された刊行物」の意義

公然

秘密の状態を逸したこと

例）特許出願をする前に，発明を学会で発表した場合
⇒発明は秘密の状態を逸したことになり，当該発明は特許出願前に公然知られた発明となるため特許を受けることができない

頒布された刊行物

公衆に対し頒布により公開することを目的として複製された文書，図面その他これに類する情報伝達媒体

例）論文，文献，特許公報
⇒特許出願をする前に，論文や書籍で発明を発表した場合，当該発明は特許出願前に頒布された刊行物に記載された発明にあたるため特許を受けることができなくなる

発明が進歩性を有すること

次に，発明が新規なものであっても，公開された技術に基づいて，簡単に思いついてしまうような発明についてまで特許権を付与すると，技術進歩の役に立たず，かえってその妨げになってしまいます．そこで，特許法29条2項は，次のような規定をおき，その発明の属する技術の分野における通常の知識を有する者（このような者を「**当業者**」といいます）が，特許出願当時に公開されている技術に基づいて容易に発明をすることができたときは，その発明については，特許を受けることができない旨を規定しています．

> 特許法29条
> 2　特許出願前にその発明の属する技術の分野における通常の知識を有する者が前項各号に掲げる発明に基いて容易に発明をすることができたときは，その発明については，同項の規定にかかわらず，特許を受けることができない．

この要件は，一般的に「**進歩性**」と呼ばれます．進歩性の判断は，「前項各号に掲げる発明」にあたる発明，例えば，論文に記載されている発明（通常，「**主引用発明**」といいます．）と，本件発明との一致点・相違点を認定し，相違点に関して，当業者が，他の引用発明（通常，「**副引用発明**」と言います．）を適用したり，本件出願当時の技術常識を考慮したりすることによって，相違点に係る本件発明の構成に容易に想到することができるかどうかによって判断します（図2-5）．例えば，主引用発明に，副引用発明を適用する動機付けに関する記載がある場合は，本件発明は主引用発明とは異なるため，新規性は有しますが，進歩性は否定されることになります．同様に，本件発明が，主引用発明の一部を周知技術に置き換えてできるような発明である場合も，進歩性は否定されます．

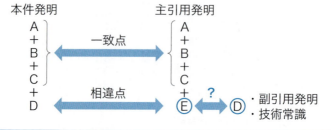

図2-5　進歩性の判断

明細書の「発明の詳細な説明」の記載が実施可能要件を満たすこと

「2．特許出願書類」で説明したように，特許請求の範囲と明細書といった書類についても，それぞれの機能を十分に果たすことができるように，所定の要件を満たすように記載されている必要があります．つまり，特許法は，特許出願の内容が公開されることを前提に，発明に係る技術を公開した者に対して，その代償として一定の期間，特許権という独占的な権利を付与することで発明の保護を図り，他方で，第三者に対しては，発明の公開により，その発明を利用する機会を与えるものです．したがって，出願書類には，当業者がその発明を実施できる程度に発明が詳細に記載されている必要があります．

特許法36条4項1号は，明細書中の「発明の詳細な説明」の記載が，「その発明の属する技術の分野における通常の知識を有する者がその実施をすることができる程度に明確かつ十分に記載したものであること」と規定し，明細書が技術文献としての役割を果たすことを要求しています．この要件は，一般的に「**実施可能要件**」と呼ばれます．

ここで，実施可能要件にいう「実施」とは，物の発明の場合は，当該発明に係る物の生産，使用などを言うため，実施可能要件を満たすためには，明細書の「発明の詳細な説明」の記載は，当業者が当該発明に係る物を生産し，使用することができる程度でなければなりません．特に，**医薬用途発明**（有効成分に係る化学物質の新規な効能・効果を規定する発明）の場合，実施可能要件を満たすためには，明細書の「発明の詳細な説明」に，医薬用途を裏付ける実施例として，薬理試験結果を記載することが求められます．これは，医薬用途発明の場合，一般に，明細書に，物質名，化学構造等が示されることのみによっては，当該用途の有用性およびそのための当該医薬の有効量を予測することは困難で，当該医薬を当該用途に使用することができないため，明細書の「発明の詳細な説明」は，その医薬を製造することができるだけでなく，出願時の技術常識に照らして，医薬としての有用性を当業者が理解できるように記載される必要があることによります．

明細書中の「発明の詳細な説明」の記載が実施可能要件を満たさない場合は，たとえ発明が新規性および進歩性を満たすものであっても，特許を取得することができないことになります．

特許請求の範囲の記載がサポート要件を満たすこと

また，明細書中の「発明の詳細な説明」に記載されていない発明が，特許請求の範囲に記載されている場合には，公開されていない発明について特許権が付与されてしまうことになります．そこで，特許法36条6項1号は，**請求項に係る発明が，「発明の詳細な説明」に記載した範囲を超えるものであってはならないことを要求しています（図2-6）**．この要件は，一般的に「**サポート要件**」と呼ばれます．

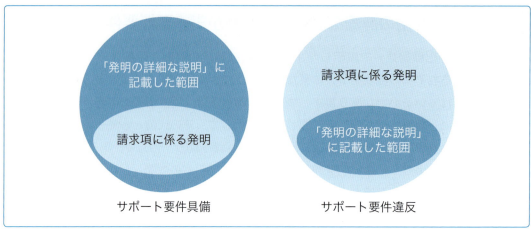

図 2-6　サポート要件

　この要件の裁判例としては，知財高判平成 17 年 11 月 11 日「偏光フィルム事件」が有名です．この判決は，特許請求の範囲の記載が，明細書のサポート要件に適合するか否かについて，特許請求の範囲の記載と発明の詳細な説明の記載とを対比し，特許請求の範囲に記載された発明が，発明の詳細な説明に記載された発明で，発明の詳細な説明の記載により当業者が当該発明の課題を解決できると認識できる範囲のものであるか否か，また，その記載や示唆がなくとも当業者が出願時の技術常識に照らし当該発明の課題を解決できると認識できる範囲のものであるか否かを検討して判断すべきものであると述べています．

　上記判決で，問題となった特許の特許請求の範囲の請求項 1 は，下記のとおりであり，特性値を表す 2 つの変数（「熱水中での完溶温度（X）」と「平衡膨潤度（Y）」）を用いた一定の数式により示される範囲をもって特定したポリビニルアルコール系フィルム（PVA フィルム）を用いた原反フィルムが記載されていました．

【請求項 1】 ポリビニルアルコール系原反フィルムを一軸延伸して偏光フィルムを製造するに当たり，**原反フィルムとして厚みが 30～100 μm であり**，かつ，**熱水中での完溶温度（X）と平衡膨潤度（Y）との関係が下式で示される範囲であるポリビニルアルコール系フィルム**を用い，かつ染色処理工程で 1．2～2 倍に，さらにホウ素化合物処理工程で 2～6 倍にそれぞれ一軸延伸することを特徴とする偏光フィルムの製造法．

　　$Y > -0.0667X + 6.73$ ……（I）

　　$X \geq 65$ ……（II）

（以下，省略）

この判決では，前述のような発明においてサポート要件を満たすためには，「発明の詳細な説明」は，その数式が示す範囲と得られる効果（性能）との関係の技術的意味が，特許出願時において，具体例の開示がなくとも当業者に理解できる程度に記載するか，または，特許出願時の技術常識を参酌して，当該数式が示す範囲内であれば，所望の効果（性能）が得られると当業者において認識できる程度に，具体例を開示して記載することを要すると述べました．そして，本件では，「発明の詳細な説明」には，有効性を示すための具体例として，特定の完溶温度（X）と平衡膨潤度（Y）の値を有するPVAフィルムから，高度の耐久性をもち，かつ高延伸倍率に耐えうる偏光フィルムを得たことを示す実施例が2つと，特定の完溶温度（X）と平衡膨潤度（Y）の値を有するPVAフィルムから，耐久性が十分でなく，高延伸倍率に耐えられない偏光フィルムを得たことを示す比較例が2つ記載されているにすぎず，このような記載だけでは，本件出願時の技術常識を参酌して，当該数式が示す範囲内であれば，所望の効果（性能）が得られると当業者において認識できる程度に，具体例を開示して記載しているとは言えないとして，サポート要件適合性を認めませんでした．

特許請求の範囲の記載が明確性要件を満たすこと

特許請求の範囲の記載は，これに基づいて新規性や進歩性などの要件が判断され，特許発明の技術的範囲が定められることになるため，一の請求項から発明が明確に把握される必要があります．特許法36条6項2号は，特許請求の範囲の記載について，特許を受けようとする発明が明確であることを要求しています．この要件は，一般的に**「明確性要件」**と呼ばれます．

例えば，請求項に記載された用語について，明細書および図面の記載，出願時の技術常識を考慮しても，その意味内容を当業者が理解できない場合は，当該発明が不明確とされます．また，「所望により」「必要により」「例えば」などの字句と共に任意的に付加されてよい事項が記載された表現がある結果，発明の内容が不明確になる場合も，同様に明確性要件違反と判断されます．

前述したように，発明の種類には，大きく分けて，物の発明と方法の発明があります．このうち，**物の発明である場合に，その物の製造方法が併せて同じ請求項中に記載されている場合は，明確性要件違反になるおそれがあるため，注意が必要です**．このような特許請求の範囲の記載として，例えば，「モノマーAとモノマーBを50℃で反応させて得られるポリマーC．」や，「請求項1〜4いずれかの製造方法で製造されたポリマー．」などがあります．最判平成27年6月5日は，このような記載の請求項に係る発明が明確性要件を満たすためには，出願時において当該物をその構造または特性により直接特定することが不可能であるか，またはおよそ実際的でないという事情が存在するときに限られると述べています．特許庁の審査ハンドブックによれば，このような事情に該当する類型として，①出願時において物の構造または特性を解析することが技術的に不

可能であった場合，②特許出願の性質上，迅速性などを必要とすることに鑑みて，物の構造または特性を特定する作業を行うことに著しく過大な経済的支出または時間を要する場合を挙げています．

4 特許取得手続

はじめに

　特許を取得するためには，まず，特許庁に明細書や特許請求の範囲などの書類を添付した願書を提出するだけでは足りず，併せて，出願日から3年以内に出願審査請求をする必要があります．出願審査請求がされると，特許庁審査官は，当該出願が特許要件を満たすかどうかについての審査を開始します．審査の結果，審査官が，当該出願がいずれかの要件を満たさないと考えた場合には，出願人に対して，応答期間を指定の上，拒絶理由通知を発します．出願人は，応答期間内に，当該通知に対して意見を述べたり，明細書等を補正したりすることにより拒絶理由を解消する必要があります．審査官が拒絶理由を発見できなかった場合や，拒絶理由通知に対する応答の結果，拒絶理由を解消できた場合には，特許査定がされます．特許査定がされると，特許料が納付されることを条件に，特許権の設定の登録がされ，これにより特許権が発生します．

　ところで，日本で取得した特許権の効力は，日本国内にしか及びません（このような原則を「属地主義」と言います．図 2-7）．

　したがって，外国でも特許を取得したい場合には，当該外国に特許出願をする必要があります．外国へ特許出願をする方法としては，外国の特許庁に直接特許出願をする方法と，特許協力条約に基づく方法の2ルートがあります．出願が1回で済むという意味で，後者の方が便利ですが，当該外国が特許協力条約の加盟国である必要があります．

　以下，日本国内で特許を取得したい場合の特許出願の手続きと，外国で特許を取得したい場合の特許出願の手続きについて説明します．

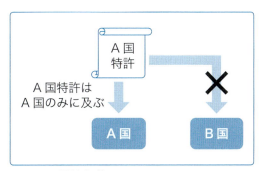

図 2-7　属地主義

日本国内で特許を取得したい場合の特許出願の手続き

1 特許庁への出願書類の提出

　前述したように，特許を取得するためには，発明をした者（あるいは発明をした者から特許を受ける権利を譲り受けた者）は，まずは願書を特許庁長官に提出します（特許法36条1項）．願書には，明細書，特許請求の範囲，必要な図面および要約書を添付します（特許法36条2項）．書類を提出するほかに，出願手数料として，1件につき1万4,000円を特許庁に支払う必要があります（特許法195条2項，特許法等関係手数料令1条2項）．

　出願する前に学会や論文などで発明を発表した場合には，発表した日から1年以内に新規性喪失の例外の適用を受けることにより，先の公開によってもその発明の新規性が喪失しないものとして取り扱われることができます．この規定の適用を受ける場合は，願書に新規性喪失の例外の適用を受けようとする旨を記載し，出願の日から30日以内に，新規性喪失の例外規定に該当することを証明する書面を提出しなければなりませんので，注意を要します（特許法30条）．

　また，基本的な発明について特許出願をした後に，実験を重ねるなどすることによって改良発明が生まれることがあります．特許法には，このような場合に，基本発明の特許出願の日から1年以内（平成30年法改正以前は6ヵ月以内）に，改良発明について特許出願をする際に，すでに特許出願した基本発明と改良発明を取りまとめた内容で出願することができるよう，国内優先権と呼ばれる制度を設けています．この場合，基本発明については，その特許審査等の基準日を基本発明についての出願の日とするという優先的な取り扱いが認められています．国内優先権を主張したい場合には，願書に，基本発明の出願を特定した上で，優先権を主張する旨を記載する必要があります．

　特許出願をすると，出願番号と呼ばれる番号が付されます．出願番号は，例えば，「特願2019－○○○○○○」などと表示されます．

2 出願日の認定

　所定の体裁が整った特許出願がされると，特許出願に係る願書を提出した日が特許出願日として認定されます（特許法38条の2第1項柱書）．

　特許法において，特許出願日（出願時）は極めて重要です．まず，特許法上規定された各種要件を満たすかどうかは，出願日（場合によっては出願時）を基準に判断されます（優先権主張を伴う場合は優先日）．このため，早く出願すればするほど，審査の点では有利になります．

　また，特許出願日はさまざまな場面で，期間を計算する際の起算日とされています．例えば，特許権の存続期間は特許出願日から20年間であり（特許法67条1項），後

述する出願審査請求の期限も特許出願日から3年です．また，特許出願日から1年6ヵ月を経過すると，特許出願は公開されます（特許法64条1項）．ちなみに，特許出願の公開は，公報に願書に添付された明細書，特許請求の範囲，図面等が掲載されることにより行われますが，この公報には，出願番号とは異なる公開番号が付されます．公開番号は，例えば「特開2019—○○○○○○」などと表示されます．

3 出願審査請求（図2-8）

特許庁において，特許取得に値する所定の要件を備えているかについて審査をしてもらうためには，単に出願をしただけでは足りず，特許出願日から3年以内に「<u>出願審</u>

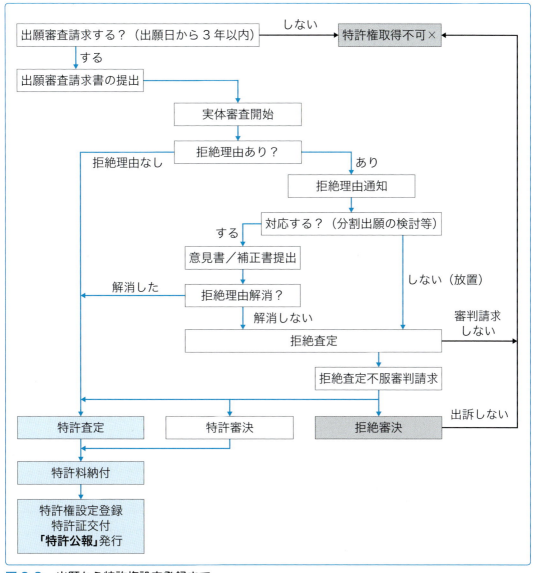

図2-8 出願から特許権設定登録まで

査請求」をしなければなりません（特許法48条の3）．特許法上，出願審査請求制度を設け，すべての出願を一律に審査せずに，出願審査請求がされた出願のみ審査することとしている理由について，権利化を必要としない出願に対する審査を回避し，全体として審査を促進するためと説明されています．出願審査請求をする際には，1件につき11万8,000円に，1請求項につき4,000円を加えた額の手数料を払う必要があります（特許法195条2項，特許法等関係手数料令1条2項．なお，出願人が所定の要件を満たす場合は，この手数料は減免されます［特許法195条の2］）．

　特許出願日から3年以内に出願審査請求がなかった場合には，当該特許出願は取り下げられたものとみなされ，特許を取得することができなくなりますので，注意が必要です（特許法48条の3第4項）．

4 拒絶理由通知に対する応答（図2-8）

　出願審査請求がされると，特許庁審査官は，当該出願について，新規性や進歩性などの特許要件を満たすかどうかについての審査を開始します．審査官が，当該出願がいずれかの要件を満たさないと判断した場合には，出願を拒絶することとされていますが，いきなり拒絶することは許されず，まずは，出願人に対し，拒絶の理由を説明した「**拒絶理由通知**」と呼ばれる通知を出し，相当な期間を指定して，出願人に対して意見書を提出する機会を与えなければなりません（特許法50条）．指定される応答期間は60日（外国に在住する者にあっては3ヵ月）になります．出願人は，上記の応答期間内に，審査官が指摘するような拒絶の理由がない旨を説明する意見書を提出することができますし，これと併せて，または単独で，拒絶理由が解消するように出願の内容を補正する補正書を提出することも可能です．補正に関しては後述します．

　ところで，この「拒絶理由通知」は，手続き上，2種類に分けることができます．一つは，出願人が最初に受ける拒絶理由通知（「**最初の拒絶理由通知**」と言います）で，もう一つが，「最初の拒絶理由通知」に対する応答時の補正によって通知することが必要になった拒絶理由のみを通知するもの（「**最後の拒絶理由通知**」といいます）です．拒絶理由通知が「最初」か「最後」かは実質的に判断されるので，出願人が2回目以降に受けとった拒絶理由通知が必ずしも「最後の拒絶理由通知」にあたるとは限りません．なお，「最後の拒絶理由通知」には，「拒絶理由通知」のタイトルに続けて「最後」と表記されます．出願人が「最後の拒絶理由通知」を受けた場合には，後述するように特許請求の範囲についてできる補正の範囲は大きく制限を受けることになります．

　審査官は，拒絶理由通知に対する意見書や補正書によっても拒絶理由を解消していないと判断した場合は，特許出願について拒絶査定をします（特許法49条）．これに対して不服がある出願人は，査定の謄本の送達があった日から3ヵ月以内に，特許庁に対して拒絶査定不服審判を請求することができ（特許法121条），その結果，出願人の主張が通らず，拒絶審決が出された場合には，さらに，知的財産高等裁判所に対して，審

決取消請求訴訟を提起することが可能です（特許法178条）．

5 出願の内容の補正

出願人は，出願に係る明細書，特許請求の範囲または図面を補正することが可能ですが，さまざまな時期的制限，内容的制限を受けます．

まず，時期的制限についてですが，原則として，特許査定の謄本の送達日までは補正が可能です（特許法17条の2第1項）．ただし，拒絶理由通知があった場合には，通知に対する応答期間内に限り，補正をすることができます．また，拒絶査定不服審判を請求する場合においては，審判の請求と同時にのみ補正をすることができます（同条1項）．

次に内容的制限ですが，補正は，願書に最初に添付した明細書，特許請求の範囲または図面に記載した事項の範囲内において行わなければなりません（同条3項．この要件に違反することを，通常「**新規事項の追加**」といいます）．新規事項の追加となる補正は，拒絶理由を構成します（特許法49条1号）．

また，「最後の拒絶理由通知」を受けた場合または拒絶査定不服審判を請求する場合においてする補正については，「新規事項の追加」に違反しないことに加えてさらに制限が厳しくなり，下記事項を目的とする補正に限られます（特許法17条の2第5項）．

① 請求項の削除
② 特許請求の範囲の限定的減縮（補正前の請求項に記載された発明と産業上の利用分野及び解決しようとする課題が同一である発明となるように請求項に記載した発明を特定するために必要な事項を限定するもの）
③ 誤記の訂正
④ 明りょうでない記載の釈明

また，上記②の特許請求の範囲の限定的減縮を目的とする補正をする場合は，補正後の発明が，独立して特許を受けることができるものであることが求められます（この要件を「独立特許要件」といいます［同条6項］）．

「最後の拒絶理由通知」についてなされた補正が上記の要件を満たさない場合には，当該補正は却下されます（特許法53条）．

6 特許査定

以上，審査官が拒絶理由を発見した場合について説明してきましたが，もとより拒絶理由を発見できなかった場合や，拒絶理由通知に対する意見書や補正書によって拒絶理由が解消した場合には，審査官は，当該出願について，特許をすべき旨の査定をします

(「**特許査定**」といいます［特許法 51 条］)．この場合には，特許査定の謄本の送達があった日から 30 日以内に 3 年分の特許料が支払われることを条件に，特許権の設定登録がされます（特許法 108 条，107 条）．拒絶査定不服審判を請求した結果，拒絶査定が取り消され，特許をすべきとの審決が下された場合も同様です．

特許権の設定登録がされることにより，特許権が発生し（特許法 66 条 1 項），特許権者は，業として特許発明を実施する権利を専有することができます（特許法 68 条）．特許権の設定登録があったときは，特許権者の氏名等，発明者の氏名等，願書に添付された明細書，特許請求の範囲，図面等が掲載された特許公報が発行されます．この公報には，出願番号とも公開番号とも異なる番号（「特許番号」と呼ばれます）が付されます．特許番号は，例えば「特許第○○○○○○号」などと表示されます．

特許権の設定の登録があったとき，特許権者は，特許庁長官より，特許証が交付されます（特許法 28 条 1 項）．

外国で特許を取得したい場合の特許出願の手続き

上記で説明した手続きにより，日本において特許を取得することができますが，この特許権の効力は，日本国内にしか及びません．このため，外国においても，独占排他的に特許発明に係る製品を製造・販売したいと考える場合には，当該外国に特許出願をする必要があります．

外国への出願方法としては，**外国の特許庁に直接出願する方法**と，**特許協力条約に基づく方法**の 2 つのルートがあります．以下，簡単に説明します．

1 外国の特許庁に直接出願する場合

まず，外国の特許庁に対して直接特許出願をするケースです．この場合は，当該外国の法律に従った言語および出願形式によって出願をする必要があります．このような出願書類を作成するのは時間がかかることから，当該外国がパリ条約の同盟国である場合には，**パリルート**と呼ばれる方法を採ることが普通です．つまり，最初にある国の特許庁（例えば，日本国特許庁）に対して特許出願をし，出願日から 1 年の優先期間内に，パリ条約による優先権を主張して各国に出願をするという方法です（図 2-9）．これにより，当該外国で新規性や進歩性などの審査を受ける際の基準日として，第一国（上記の場合は日本）に出願した日（「**優先日**」といいます）を確保しながら，出願書類を作成する時間を稼ぐことが可能となります．

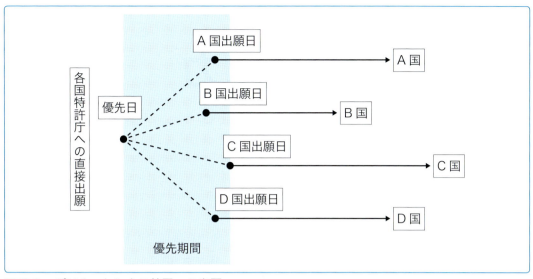

図 2-9　パリルートによる外国への出願

2 特許協力条約に基づく場合

2つ目が特許協力条約（patent cooperation treaty：PCT）に基づく方法であり，**PCTルート**と呼ばれる方法です．PCTに基づく国際出願は，上述した直接各国特許庁に出願をする煩雑さ，非効率さを改善するために設けられた国際的な出願制度になります．

具体的には，国際的に統一された出願書類をPCT加盟国である自国の特許庁（例えば，日本国特許庁）に対して，日本語による1通の国際出願を提出すれば，潜在的にすべてのPCT加盟国に対して「**国内出願**」を出願したことと同じ扱いを得ることができます．つまり，国際出願に与えられた国際出願日が，すべてのPCT加盟国においての「国内出願」の出願日となります．また，国際出願をすると，出願審査請求などの別個の手続きをすることなく出願に係る発明の新規性や進歩性などについての簡易な調査（国際調査）が行われます．その結果は出願人に提供されますので，権利化の可能性を検討することが可能となります．国際出願をした後は，所定の期間内に，特許を取得したい加盟国に対して，それぞれの国で認められた言語への翻訳文の提出などの「**国内移行**」と呼ばれる手続きを取る必要があります．なお，各国に国内移行した後は，当該出願の特許性については，当該国の特許法に従って個々に判断されることになります．

第2章 特許権

5 特許権の効力

特許権の効力

　特許権が設定登録されると，特許権者は，特許権の存続期間にわたり，特許された発明の実施をする権利を専有することができます（特許法68条）．つまり，特許権者は，特許請求の範囲に記載された技術を独占できることになり，第三者が特許権者に無断で特許請求の範囲に記載された発明を業として実施（製造や販売，使用など）した場合，その実施行為を止めるよう請求（差止請求）ができるとともに，その実施により被った損害の賠償を求めることができます（特許法100条，102条）．

　しかし，このような独占排他権は永久に与えられるわけではなく，特許権の存続期間内に限られます．特許権の存続期間は特許出願日から20年ですので（特許法67条1項），出願日から20年を経過すると，特許権は存続期間満了により消滅します（図2-10）．このため，特許発明は，その特許権消滅後は，何人も自由に実施することができます．ところで，特許権の設定登録をするにあたり，上記で3年分の特許料の支払いが条件と説明しましたが，特許出願日から20年の存続期間をまっとうするためには，第4年以降の特許料を前年以前に納付する必要があります（特許法107条，108条）．

特許異議申立制度及び特許無効審判制度

1 特許異議申立制度

　特許出願が所定の特許要件を満たしていないのに，それが看過されて特許が付与されてしまった場合，そのような特許に独占排他的な権利を認めるべきではありません．こ

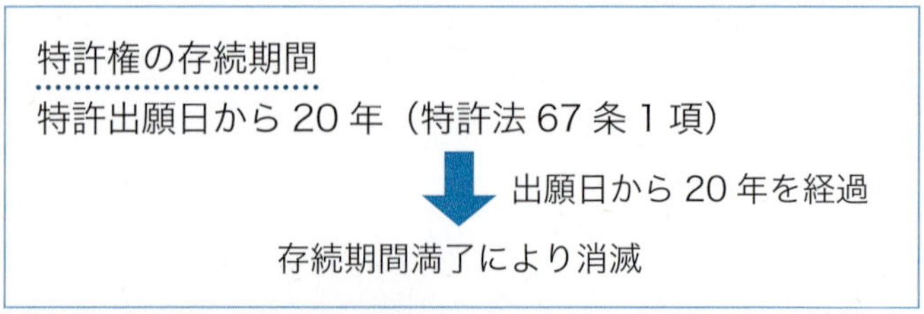

特許権の存続期間
特許出願日から20年（特許法67条1項）
　　　　⬇　出願日から20年を経過
存続期間満了により消滅

図2-10　特許権の存続期間

のため，特許法では，そのような特許の成立を特許付与後に否定することができる制度を設けています．

前者の制度は，**特許異議申立制度**といいます．本制度では，何人も，特許掲載公報の発行の日から6ヵ月以内に限り，特許庁長官に，特許が所定の取消理由に該当することを理由として特許異議の申立てをすることができます（特許法113条）．特許法所定の取消理由は，おおむね拒絶理由と同じであり，この特許異議申立ては，請求項ごとに申立てをすることが可能です（特許法113条1項）．

特許異議の申立てについての審理及び決定は，3人または5人の審判官の合議体が行います（特許法114条1項）．審判長は，特許異議の申立てに係る特許が特許法所定の取消理由のいずれかに該当すると認めるときは，まずは特許権者に取消理由を通知し，相当な期間を指定して意見書を提出する期間を与えなくてはなりません．特許権者は，その指定期間内に，願書に添付した明細書，特許請求の範囲又は図面の訂正を請求することができます（特許法120条の5）．

審判官は，上記の意見書や訂正を踏まえてもなお，特許が取消理由のいずれかに該当すると認めるときは，その特許を取り消すべき旨の決定（以下「**取消決定**」と言う．）をします．この取消決定に対して，特許権者は取消決定取消訴訟を知財高裁に対して請求することができます（特許法178条）．不服手段が尽きて取消決定が確定したときは，その特許権は，初めから存在しなかったものとみなされます（特許法114条2項，3項）．

逆に，審判官が，特許異議の申立てに係る特許が取消理由を有すると認めないときは，その特許を維持すべき旨の決定がされます．この決定に対して，特許異議申立人は不服を申し立てることができません（特許法114条4項，5項）．

2 特許無効審判制度

特許の成立を特許付与後に否定するもう一つの制度が，**特許無効審判制度**になります．特許無効審判は，特許庁長官に対して，原則として利害関係人が，特許が所定の無効理由に該当することを理由として請求することができます（特許法123条1項）．特許法所定の無効理由はおおむね拒絶理由と同じであり，特許無効審判も，請求項ごとに申立てをすることができます（特許法123条1項）．また，特許異議申立てと異なり，請求することができる期間に制限はなく，特許権の消滅後においても請求することが可能です（特許法123条3項）．

無効審判請求人は，特許異議申立ての場合と異なり，「利害関係人」に限られますが，このような者として，「実際に特許権侵害で訴えられている者」，「類似の特許を有する者」，「特許発明と同種の製品を製造する者」等が挙げられます．

特許無効審判についての審理は，3人または5人の審判官の合議体が行います（特許法136条）．審判長は，審理の結果，審判の請求に理由があると認めるとき，つまり，無効理由があると認めるときは，まず当事者に審決の予告をします．この予告があった

とき，被請求人（特許権者）は，指定期間内に，願書に添付した明細書，特許請求の範囲又は図面の訂正を請求することができます（特許法164条の2）．審判長は，上記の審決の予告をしないとき（つまり，無効理由を認めないとき），または審決の予告をした場合であって，被請求人が訂正の請求をしないときは，審理の終結を当事者に通知し，原則として通知日から20日以内に審決を下します（特許法156条）．

特許無効審判においては，どちらの結論であっても，審決に対して不服のある当事者は，審決取消訴訟を知財高裁に対して請求することができます（特許法178条）．不服手段が尽きて特許を無効にすべき旨の審決が確定したときは，特許権は，初めから存在しなかったものとみなされます（特許法125条）．

専用実施権及び通常実施権

特許権者は，業として特許発明の実施を専有することができますが，他人に特許発明の実施をさせることも可能です．この方法として，所定範囲について，特許権のように独占排他的な権利を設定する方法（特許法77条．このような権利を「**専用実施権**」と言います）と，単に特許発明の実施を許す方法（特許法78条．このような権利を「**通常実施権**」と言います）があります（表2-2）．

専用実施権者は，設定行為で定めた範囲（例えば，時期的範囲，内容的範囲などがあります．）において，業としてその特許発明の実施をする権利を専有します（特許法77条1項）．専用実施権は，特許権と同様に独占排他的な権利であるため，侵害者に対して，その実施行為を止めるよう請求（差止請求）ができるとともに，その実施により被った損害の賠償を求めることができます（特許法100条，102条）．なお，専用実施権は，登録をすることで初めて効力が生じますので，注意が必要です（特許法98条1項2号）．

表 2-2 専用実施権と通常実施権

専用実施権 他人に特許権のように独占排他的な権利を設定する場合	通常実施権 他人に単に特許発明の実施を許す場合
・設定行為で定めた範囲（時期的範囲，内容的範囲など）において，業としてその特許発明の実施をする権利を専有（特許法77条1項） ・特許権と同様に独占排他的な権利であるため，侵害者に対して，その実施行為を止めるよう請求（差止請求）ができるとともに，その実施により被った損害の賠償を求めることができる（特許法100条，102条）． ・登録をすることで効力が生じる	・設定行為で定めた範囲内において，業として特許発明の実施をする権利を有する（特許法78条2項）． ・特許権や専用実施権のような独占排他性がない．このため，特許権者は，同じ範囲内において，複数の通常実施権を許諾することも可能．また，専用実施権者と異なり，侵害者に対して，差止めを請求することができず，原則として，損害賠償請求を求めることもできない． ・登録不要

次に，通常実施権者は，設定行為で定めた範囲内において，業として特許発明の実施をする権利を有します（特許法78条2項）．通常実施権には，特許権や専用実施権のような独占排他性がありません．このため，特許権者は，同じ範囲内において，複数の通常実施権を許諾することも可能です．また，専用実施権者と異なり，侵害者に対して，差し止めを請求することができず，原則として，損害賠償請求を求めることもできません．なお，通常実施権の場合は，登録は不要です．

特許権の効力が及ばない範囲

特許権は，有効に存続していたとしても，一定の行為に対してその効力を及ぼすことができません．特許権の効力が及ばない範囲について，特許法は次のように定めます．

> （特許権の効力が及ばない範囲）
> 特許法69条　特許権の効力は，試験又は研究のためにする特許発明の実施には，及ばない．
> 2　特許権の効力は，次に掲げる物には，及ばない．
> 一　単に日本国内を通過するに過ぎない船舶若しくは航空機又はこれらに使用する機械，器具，装置その他の物
> 二　特許出願の時から日本国内にある物
> 3　二以上の医薬（人の病気の診断，治療，処置又は予防のため使用する物をいう．以下この項において同じ．）を混合することにより製造されるべき医薬の発明又は二以上の医薬を混合して医薬を製造する方法の発明に係る特許権の効力は，医師又は歯科医師の処方せんにより調剤する行為及び医師又は歯科医師の処方せんにより調剤する医薬には，及ばない．

以下，上記のうち，実務上問題となりうる「試験又は研究のためにする特許発明の実施」について，説明します．

試験または研究の例外

1 試験又は研究の例外の意義（図2-11）

「試験又は研究の例外」とは，特許法上，特許権の効力は，試験または研究のためにする特許発明の実施には及ばないこと，すなわち，試験または研究のためにする場合には，特許権者の許諾を得ることなく，当該特許を実施できることを指します．

特許権者は，自己が保有する特許権に係る特許発明を業として実施する権利を独占することが認められています（特許法68条）．そこで，特許権者は，第三者が特許発明

> 特許権者は，第三者が特許発明を勝手に実施している場合
> 差し止めたり損害賠償請求が可能
>
>
>
> しかし，新たな発明を完成させるために，例えば，先に完成した他人の発明を調査し研究する行為にまで一律に特許権が及ぶとすれば，技術の累積的進歩を図って産業の発達に寄与するという特許法の立法趣旨にもとることになりかねない
>
> > 〈特許法の立法趣旨〉
> > 発明は保護と利用との調和を図り，発明を奨励し，ひいては産業の発達に寄与すること
>
>
>
> 試験または研究のためにする場合には，特許権者の許諾を得ることなく，当該特許を実施することが可能（特許法69条1項）

図 2-11　試験又は研究の例外

を勝手に実施している場合，これを差し止めたり損害賠償を請求することが可能です（特許法 100 条）．

しかし，特許法の立法趣旨は，発明の保護と利用との調和を図り，発明を奨励し，ひいては産業の発達に寄与することにあります（特許法 1 条）．したがって，新たな発明を完成させるために，例えば，先に完成した他人の発明を調査し研究する行為にまで一律に特許権が及ぶとすれば，技術の累積的進歩を図って産業の発達に寄与するという特許法の立法趣旨にもとることになりかねません．

そこで，特許法は，特許権の効力に一定の制限を加えた方がよいと考えられる場合を列挙して規定しています．

その一つが，「試験又は研究の例外」などと呼ばれる制度であり，「**特許権の効力は，試験又は研究のためにする特許発明の実施には，及ばない**」と規定されています（特許法 69 条 1 項）．試験または研究のためにする場合には，特許権者の許諾を得ることなく，当該特許を実施することが可能です．

2 「業としての実施」と「試験研究の例外」

わが国の特許法は「**特許権者は，業として特許発明の実施をする権利を専有する．**」と規定しており（同法 68 条第 1 文），「業として」ではない特許発明の実施にはそもそも特許権の効力は及びません．学説では，「業として」の実施とは，産業とは関係のない実施（すなわち個人的あるいは家庭的な実施）以外のものを指すと解されています．ここで言う産業とは，営利を目的とするものや事業の目的の範囲内という限定を受ける

ことなく，事業に関連あるものすべてが含まれます．つまり，営利を直接の目的としていなくても「業として」の実施と言えるため，大学や医療機関，研究機関における特許発明の実施も「業として」の実施であるとされる可能性が高いことになります．

そこで，どのようなケースであれば，「試験又は研究のための実施」に該当し，特許権者の許諾なく発明を実施できるかが問題となります．

3 「試験又は研究のための実施」の意味

a）通説

「試験又は研究」とは何を指すのかについては，必ずしも明確ではありませんが，学説においては，「試験又は研究」の範囲をその対象および目的により区分し，「技術の進歩」を目的とする行為に限定すべきとする説が通説とされています［染野啓子「試験・研究における特許発明の実施（Ⅰ）」AIPPI，Vol.33，No.3（1988年）5頁］．

この説は，「試験又は研究」の範囲をその対象と目的から検討し，対象については特許発明それ自体に限定するとともに，目的について，以下に示すように「技術の進歩」を目的とするものに（①特許性調査，②機能調査，③改良・発展を目的とする試験）限定しています（表2-3）．

❶ 特許性（新規性，進歩性など）を確認するための試験研究

ある特許発明について，新規性や進歩性などの特許要件の有無を調査するために行われる試験であり，その結果によっては無効審判の請求や異議申し立てを可能とするもの．

❷ 特許発明の実施可能性・明細書記載の効果の確認などに関する機能試験

ある特許発明が実施可能であるか，明細書に記載された効果を奏するか，副作用などの副次的影響があるか否かなどを調査するもの．その結果によっては，実施許諾を受ける可能性が明らかとなる場合もある．

❸ 特許発明の改良・発展を目的とする試験研究

特許発明について改良し，より優れた発明を完成するための試験研究．迂回発明（ある特許発明と基本的に同一の技術的思想に基づきながら，中間に客観的にみて無用かつ容易な要件を施した発明）のための目的も，技術の進歩に貢献することがあることから，

表2-3 「試験又は研究」の範囲（通説）

対象：特許発明それ自体
目的：①特許性調査
　　　②機能調査
　　　③改良・発展を目的とする試験

これに含まれる場合がある．

b）裁判例

「試験又は研究の例外」に関する過去の裁判例には，以下のようなものがあります．後述する後発医薬品を巡る事件を除いてはさほど多くありません．

❶ 「人形頭の製造型事件」（東京高判昭和59年1月30日・判例工業所有権法2213の267頁）

　特許発明に抵触する製造型を作り，これによって試作・研究を行い，その後自ら開発した製造型（特許発明に抵触しないもの）を使用して業としての製造・販売を開始したという事案において，裁判所は，「試験研究のためのもの」として，特許権の侵害にならないと判断しました．

❷ 「除草剤事件」（東京地判昭和62年7月10日・無体裁集19巻2号231頁）

　除草剤の販売目的で農薬登録を得るための薬効などの試験について，当該試験は技術の進歩を目的とするものではなく，専ら除草剤の販売を目的とするものであることから，特許法69条1項にいう例外には該当しないと判断しました．

❸ 「がん転移モデルマウス事件」（東京地判平成13年12月20日・判例時報1787号145頁）

　特許発明の実験ツールを用いて大学が試験または研究を行った事案において，特許発明の実施行為の主体が，たとえ大学研究機関などの非営利機関や非営利組織であっても，場合によっては，特許法69条1項に規定する「試験又は研究のためにする」行為に該当せず，特許権侵害が成立しうる旨を判示しました（ただし，被告が実験で使用した実験用マウスが，原告の特許発明の技術的範囲に属さないとして，結局，被告の実施行為が特許法69条1項に該当するか否かの判断までは示されませんでした）．

❹ 「膵臓疾患治療剤事件」（最高判平成11年4月16日・民集53巻4号627頁）

　後発医薬品であっても，薬事承認を得るために試験や審査に年単位での時間を要することから，後発品メーカーが特許の存続期間満了日より前から必要な試験を行うため特許製品を製造することが，「試験研究」として69条の適用が認められるかどうかが問題となった事件において，最高裁は，次のとおり判示して，同条の適用を肯定しました．

　第三者が，特許権の存続期間終了後に特許発明に係る医薬品と有効成分等を同じくする医薬品（後発医薬品）を製造して販売することを目的として，その製造につき薬事法14条所定の承認申請をするため，特許権の存続期間中に，特許発明の技術範囲に属する化学物質又は医薬品を生産し，これを使用して右申請書に添付すべ

> き資料を得るのに必要な試験を行うことが特許法 69 条 1 項にいう「試験」に当たり，特許権の侵害にならない．

このように，薬事承認申請をするために必要な試験（臨床試験含む）については，「試験又は研究」に含まれると解されています．

c）政府の見解

「試験又は研究の例外」に関する政府の見解［「特許発明の円滑な使用に係る諸問題について」2004 年 11 月（産業構造審議会知的財産政策部会特許制度小委員会・特許戦略計画関連 WG 報告）］は，以下のとおりです．

> 　我が国特許法第 69 条第 1 項に規定される特許権が及ばないとされる試験又は研究の例外の範囲については，上記通説の考え方（筆者注：上記の学説（染野説）のこと）に特段の問題はないと考えられる．
> 　よって，上記通説の解釈にしたがえば，リサーチツール（筆者注：リサーチツールとは，科学者が実験室内で使うあらゆる資源を言い，具体的には，遺伝子改変マウス等のモデル動物，PCR 等の実験装置・機器，スクリーニング方法等の方法，データベースやソフトウェア等のこと）等の問題については，多くは特許発明それ自体を研究対象とする場合（例えば遺伝子特許について特許明細書に記載された機能を確認する場合等）に当たらないため，第 69 条第 1 項の適用は否定されると考えられる．
> 　また，大学等での研究活動については，我が国の特許法が営利又は非営利目的により他者の特許発明の実施に区別を設けていないことにかんがみると，実施者が企業（営利機関）か大学等（非営利機関）であるかの相違によって特許権の効力が及ぶ範囲が異なるものではない．これまでは非営利機関である大学等を訴える利益に乏しかったこと等の様々な配慮により，実際に大学等が特許侵害により訴えられることはほとんど無かったが，今後産学官連携が進み活発化していけば，大学等が訴訟当事者となる場合も想定されることから，第 69 条第 1 項についての正しい認識が求められる．

上記のとおり，「試験又は研究の例外」の規定に該当すれば，特許権者の許諾なく，当該特許発明を実施することが可能です．もっとも，大学や医療機関，研究機関における研究開発のすべてがこの規定の適用を受けるわけではないため，また，「試験又は研究の例外」の射程は必ずしも広いわけではないため，個々の事案に応じてその適否を判断する必要があります．

6 特許権侵害と救済手段

特許権侵害とは何か

1 はじめに

　他人の特許発明を，無断で，業として（ビジネスとして）実施すれば，原則として特許権侵害が成立することとなります．そして，特許権の保有者（特許権者）は，侵害者に対し，実施行為（＝特許侵害行為）の差止請求や，被った損害について損害賠償請求を行うことができます．

　他人の特許は，特許公報という特許庁が発行する書類にその内容が記載され，公表されています．また，特許庁所管の独立行政法人 工業所有権情報・研修館（略称「INPIT」）が運営する「特許情報プラットフォーム」という検索ツールを用いて発明の名称や権利者名などをキーワードとして検索することも可能です（https://www.j-platpat.inpit.go.jp/）．そこで，他人の特許権を侵害しないようにするためには，事業を行う前に，上記の検索ツールなどを用いて他人の特許の有無を調査することが必要となります．

　新しく発明を完成させ，当該発明に基づいて新製品を製造・販売しようとする場合でも，当該発明のほかに，他人の特許発明を実施することが起こり得ます．その場合にも，特許権侵害の成立を否定することはできませんので，注意が必要です．他人の特許の存在を知らずに自ら発明を完成させ，事業化に辿り着いたとしても，他人が先に特許出願をし，特許権を取得していれば，後述するような「抗弁」が成立する場合を除き，特許権侵害が成立することになります．

　なお，特許法には，特許権侵害罪という刑事罰規定も用意されていますが，立件されたという話は聞いたことがありません．

2 どのような場合に特許侵害となるか

　被疑侵害品の製造販売が特許権を侵害するかどうかは，被疑侵害品が，特許発明の「技術的範囲」に属するかどうかによって判断されます．特許発明の「技術的範囲」は，問題となる特許に係る「特許請求の範囲」の記載に基づいて定められます（特許法70条）．

具体的に説明すると，特許発明は，「特許請求の範囲」に記載された構成要件によって構成されるため，特許発明が，製剤特許のように物の発明である場合には，被疑侵害品である医薬品が，「特許請求の範囲」に記載された構成要件のすべてを充足する場合には，当該医薬品は，特許発明の「技術的範囲」に属すると判断されます．また，特許発明が製法特許のように物を製造する方法の発明である場合には，被疑侵害方法である医薬品の製造方法が，「特許請求の範囲」に記載された構成要件のすべてを充足する場合には，当該医薬品の製造方法は，特許発明の「技術的範囲」に属すると判断されます．このように，「特許請求の範囲」に記載された文言に従って，構成要件のすべてを充足するため侵害であると判断されることを，「**文言侵害**」といいます．

もっとも，「特許請求の範囲」に記載された文言を厳格に解釈すると，対象製品等が，「特許請求の範囲」に記載された文言の一部とでもわずかに違うだけで，特許侵害が簡単に回避されるため，特許発明の保護が十分になされない可能性があります．そこで，対象製品等に，「特許請求の範囲」に記載された文言と異なる部分があったとしても，それが「均等」の範囲であると考えられる場合には，なお，特許発明の「技術的範囲」に属すると判断されます．この手法で侵害が判断されることを「**均等侵害**」といいます．具体的には，対象製品等に，「特許請求の範囲」に記載された文言と異なる部分があったとしても，次の5要件のすべてを満たす場合に，均等侵害が成立するとされます（最判平成10年2月24日・民集52巻1号113頁）

① 異なる部分が特許発明の本質的部分ではなく，
② 異なる部分を対象製品等におけるものと置き換えても，特許発明の目的を達することができ，同一の作用効果を奏するものであって，
③ 上記のように置き換えることに，当該発明の属する技術の分野における通常の知識を有する者（以下，当業者）が，対象製品等の製造等の時点において容易に想到することができたものであり，
④ 対象製品等が，特許発明の特許出願時における公知技術と同一または当業者がこれから当該出願時に容易に推考できたものではなく，かつ，
⑤ 対象製品等が特許発明の特許出願手続きにおいて特許請求の範囲から意識的に除外されたものに当たるなどの特段の事情もないとき

マキサカルシトール製剤の製造方法に係る特許に基づき，先発医薬品メーカーが後発医薬品メーカーを訴えた特許権侵害行為差止請求事件は，まさに均等侵害が問題となり，最高裁まで争われた事件です（最判平成29年3月24日・民集71巻3号359頁）．この件では，特許発明は，出発物質を特定の試薬と反応させて中間体を製造し，その中間体を還元剤で処理して目的物質を製造するという化合物の製造方法に関する発明であり，その出発物質および中間体の炭素骨格は，シス体のビタミンD構造となっていました．これに対し，後発医薬品の製造方法では，出発物質および中間体の炭素骨格が，

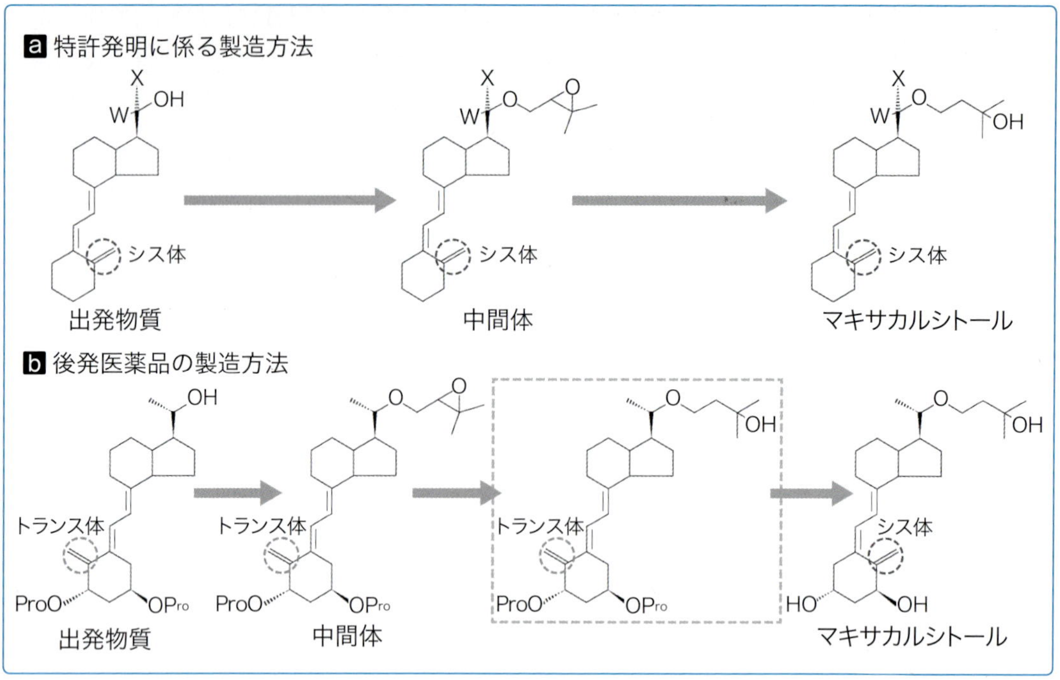

a 特許発明に係る製造方法

出発物質 → 中間体 → マキサカルシトール（いずれもシス体）

b 後発医薬品の製造方法

出発物質（トランス体）→ 中間体（トランス体）→ [トランス体] → マキサカルシトール（シス体）

図 2-12　特許発明に係る製造方法と後発医薬品の製造方法の対比

シス体のビタミン D 構造ではなく，その幾何異性体であるトランス体のビタミン D 構造であったため，特許発明のうち，出発物質および中間体に係る構成要件と相違しました．裁判所は，この相違点について，上述した 5 要件のすべてを満たすとして，均等侵害を認め，先発医薬品メーカーの言い分どおり，後発医薬品の販売の差し止め等を認めました（図 2-12）．

文言侵害ないし均等侵害によって，被疑侵害品あるいは被疑侵害方法が特許発明の「技術的範囲」に属する場合と判断された場合には，当該被疑侵害品の製造・販売あるいは当該被疑侵害方法の使用などの行為は，当該特許権を侵害することになります．

特許紛争

特許紛争とは，通常，特許権者と，当該特許発明を無断で実施する者との間に生じる，特許権侵害の有無や救済のあり方などを巡る紛争のことであり，双方の話し合いにより解決しなければ，裁判や仲裁などの法的手続で紛争解決を図っていくこととなります．

実際の特許紛争では，特許権侵害ないしその可能性が発覚した場合，いきなり特許権者が被疑侵害者を相手取って裁判を起こすということはまれです．通常は，特許権者が被疑侵害者に対して警告書や通知書を発送することを契機として，両者が書面で侵害の事実の有無を主張し合ったり，面談の場を設けて話し合いをすることによって，何らかの形で紛争を解決することが一般的です．

侵害の事実が認められる（ないし侵害の可能性が否定できない）ことを前提とする典

型的な解決方法としては，①被疑侵害者が当該実施行為を停止する，②被疑侵害者が一定の金銭を特許権者に支払う，③将来の実施に向けたライセンス契約を締結する，④①から③の組み合わせなどがあります．他方，侵害の事実が認められない場合は，特許権者が権利行使を断念することで紛争は終了し，特許権侵害の有無や侵害に対する救済のあり方について双方の意見がまとまらないときには，特許権者が権利行使を断念するか，法的手続の下で解決を図るか判断することになります．

次に，特許権者，被疑侵害者，それぞれの立場から見た特許紛争の一般的な流れを説明します．

特許権者から見た特許紛争

特許権者が，他人による権利侵害を発見した場合には，以下のような対応をとることが考えられます．

> ① 放置する．
> ② 被疑侵害者に通知して，侵害行為を止めてもらったり，有償で実施を許諾する．
> ③ 被疑侵害者による侵害の停止を求めて法的手続をとる．

本当に特許権侵害をしているかどうか微妙なことも多々あります．そこで，上記②③をとる場合には，被疑侵害者に対して行動を起こす前に，しっかり準備をすることが必要です．具体的には，以下のような準備を行うことが考えられます．

1 権利の確認

まず，自己の特許について，直近の特許登録原簿により，登録が有効に存在するか，特許期間は満了していないかなどを確認します．

2 被疑侵害者による実施の態様の把握

次に，権利行使の際の立証のために，侵害に関する証拠（侵害品自体やその製品仕様書，取扱説明書など）を確保します．製品の組成や成分に関する特許の場合には，組成や成分を分析して確認し，その内容を証拠化しておくべきです．確たる証拠がないまま，「侵害している可能性がある」というだけで警告書を発送しても，「証拠を見せろ」と主張されると，反論できずに終わってしまうことになりかねません．

3 特許発明と被疑侵害者の実施態様の比較

　前述のようにして入手した情報をもとに，特許発明の内容と被疑侵害者による実施態様とを比較し，後者が前者と同一か包含される関係にあるかを判断します．具体的には，自分の特許権の「特許請求の範囲」と被疑侵害品を対比させた対比表（クレームチャート）を作って比較することが行われます．なお，前述したように，特許権という権利が発生する範囲である特許発明の「技術的範囲」は，特許公報に記載された「特許請求の範囲」に基づき定められることとなります（特許法第70条）．特許請求の範囲を正確に理解するためには，出願時の技術水準を把握し，出願前の公知文献などを調査することが必要となることもあります．必要に応じて，外部の専門家を活用することも有益でしょう．また，特許発明の技術的範囲については，特許庁に判定を求めることも可能です（特許法第71条）．この判定結果は法的拘束力を有しませんが，権利付与官庁の公式見解であるため，実務においてしばしば利用されることがあります．

　また，もし可能であれば，自己の特許の有効性について，文献調査会社を活用するなどして確認しておくことも考えられます．後述のとおり，特許紛争では，権利の有効性が問題になることが多いため，事前に特許の有効性について確認しておくことは，想定される被疑侵害者からの反論を先に知り，その対策を講じることにつながりうるため，有意義です．

4 警告書・通知書の送付

　相手の行為が侵害であるとの確証が得られた場合，いきなり法的手続をとることも可能ですが，まずは被疑侵害者に警告書ないし通知書を発送することが一般的です．警告書や通知書には，自分の特許の特許番号を記載し，相手方の被疑侵害事実を指摘した上で，被疑侵害者に対して要求したい内容（侵害行為の中止や損害賠償請求等の要求など），回答先と回答期限を記載します．警告は，通常は証拠を残すために，内容証明付き配達証明郵便で行うことが多いでしょう．なお，特許権侵害を指摘し，比較的強い口調で侵害停止を求める内容である場合を「警告書」，特許権侵害の可能性を指摘し，比較的穏やかなトーンで，当該侵害の可能性について被疑侵害者の考え方について回答を求める内容である場合を「通知書」と呼ぶことが一般です．いずれを利用するかは，侵害の蓋然性，特許が無効となる可能性，被疑侵害者との関係，被疑侵害者に対して要求したい内容などを勘案した上で，事案に応じて判断することになります．

　被疑侵害者の取引先に対して当該製品が特許権侵害の疑いがあることを告知することも考えられますが，取引先に対する告知行為は，結果的に裁判所において非侵害ないし特許無効と判断された場合，「競争関係にある他人の営業上の信用を害する虚偽の事実を告知」したとして，不正競争行為（不正競争防止法2条1項15号）に該当してしまうことになるリスクがあるため，注意が必要です．

> 警　告　書
>
> 冠省　弊社は，以下の特許権（以下「本件特許権」という）を保有しております．
> 　①発明の名称：○○○○の製造法
> 　②特許番号：特許第○○○○○○○号
> 　③登録日：平成○年○月○日
> 　今般，貴社が製造販売している○○製品（以下「貴社製品」という）が，本件特許権に抵触していることが判明しました．
> 　については，直ちに，貴社製品の製造販売を中止するとともに，本書到達後1週間以内に，本件特許権の登録日以降今日までの貴社製品の販売数量，総売上げ，総利益，並びに，在庫数量及びその保管場所を明らかにするよう要求致します．
> 　なお，本書到達後1週間以内に何ら回答をいただけず，また，誠実なご対応をいただけない場合には，法的措置を採らざるを得ないと考えておりますので，その旨あわせてご通知致します．
>
> 　　　　　　　　　　　　　　　　　　　　　　　　　　　　　　　　　　以上

5　和解

　相手方が警告に従って侵害行為の中止や被疑侵害製品の設計を変更したり，特許権者に実施料を支払って実施許諾等を受けるなど，両者間で話し合いによる解決が図られる場合は，和解契約書を作成して合意内容を書面化しておきます．和解契約は，合意した和解条件のほかには互いに債権債務が存在しないことを約束するものであるので，合意の内容（設計変更の具体的内容やライセンスの範囲・条件など）は十分に吟味すべきです．

6　法的手続

　当事者間同士の直接の交渉で解決できない場合には，特許権者は，裁判所に，訴訟（本訴，仮処分申請）を提訴するほか，裁判外での紛争解決手段として，日本知的財産仲裁センターなどの調停制度，仲裁制度，判定制度などを利用することで解決を図ることが考えられます．どのような手続きを選択するかは，専門家に判断を求めるべきでしょう．

被疑侵害者から見た特許紛争

1　警告書・通知書受領前の対応

　前述したとおり，他人の特許発明を，無断で，業として（ビジネスとして）実施すれば，原則として特許権侵害が成立することとなります．そして，特許権者は，侵害者に対し，実施行為（＝特許侵害行為）の差し止めや，被った損害の賠償請求を行うことが

できます．そこで，他人の特許権を侵害しないようにするためには，事業を行う前に，他人の特許の有無を調査することが必要となります．

そして，関連しそうな他人の特許が発見された場合，一般に以下のような対応をとることが考えられます．

> ① 特許に抵触しないよう，設計変更する．
> ② 特許を無効化できる資料を収集し，特許侵害訴訟での無効の主張（**特許無効の抗弁**）や特許庁への特許無効審判請求ができるように準備をする．
> ③「**先使用権**」や「試験・研究の例外」など，特許法上，特許権者の許諾を得なくとも，当該発明を実施しうる根拠（**抗弁**）がないかどうか，検討する．
> ④ 特許権者と交渉して，ライセンスを受ける．

上記②は，一般に，一度成立した特許権であっても，新規性や進歩性（特許法29条）を欠いたり，記載要件を満たしていない（特許法36条）などの理由で，特許を無効化できることから，被疑侵害者のオードックな防御方法の一つとして実務的に行われている準備にかかるものです．特許侵害訴訟においても，被告（被疑侵害者）は，原告（特許権者）の特許が無効であることを主張し（**特許無効の抗弁**），それが裁判所によって認められれば，原告の請求は棄却されることになります（特許法104条の3）．また，後述するとおり，被疑侵害者は，特許の無効化を求めて特許庁に特許無効審判手続を申し立てることも可能です．そこで，特許権者から特許侵害の指摘を受けた場合のことなどを想定しつつ，特許を無効化できる資料を収集しておくことが行われています．

また，上記③のうち，「**先使用権**」とは，他者がした特許出願の時点で，その特許出願に係る発明の実施である事業やその事業の準備をしていた者に認められる権利です（特許法79条）．先使用権者は，他者の特許権を無償で実施し，事業を継続できることになります．先使用権の成立が認められるためには，被疑侵害者が積極的にそれを裏付ける資料を収集しておくことが必要になります．詳しく知りたい方は，特許庁のサイト（https://www.jpo.go.jp/system/patent/gaiyo/senshiyo/index.html）などで確認ください．

「試験・研究の例外」とは，特許権の効力は試験または研究のためにする特許発明の実施には及ばないことを意味します．詳しくはp.83以下をご参照下さい．

> 特許法79条　特許出願に係る発明の内容を知らないで自らその発明をし，又は特許出願に係る発明の内容を知らないでその発明をした者から知得して，特許出願の際現に日本国内においてその発明の実施である事業をしている者又はその事業の準備をしている者は，その実施又は準備をしている発明及び事業の目的の範囲内において，その特許出願に係る特許権について通常実施権を有する．

2 警告書・通知書受領後の対応

　侵害事実の警告書または通知書を受領してしまった場合，被疑侵害者としては，調査を行った上で，警告に対する回答方針を検討することになります．

　調査としては，まず，①権利行使をしてきた相手が本当に特許権者なのかどうか確認するため，特許登録原簿で直近の権利者を確認するとともに，②特許公報で特許発明の内容を確認します．その上で，当該特許発明を本当に実施しているのか確認します．さらに，③特許を無効化できる資料や，先使用権の成立を立証できる資料がないかどうか確認するとともに，試験・研究の例外にあたらないか，検討します．

　調査の結果，当該発明を実施しているか，あるいは実施している可能性が否定できず，かつ，有効な反論（特許の無効や先使用権の成立など）がないと判断される場合には，実施行為を中止するか，実施許諾を受けるなどして正当に実施できるよう特許権者と交渉することとなります．

　他方，当該発明を実施していないか，あるいは，実施しているとしても，有効な反論が成り立つと判断される場合は，その旨を回答するとともに，将来に備えて，侵害の事実がないことなどを証明できる資料を収集しておき，また，必要に応じて，外部専門家に鑑定書の作成を依頼することなどを検討していくこととなります．

3 和解

　話し合いにより和解が成立する場合，被疑侵害者としても，和解契約の内容が和解についての自己の考えを正確に反映できているか，また，契約の文言が一義的に明確になっているか，精査することが必要です．

4 法的手続（図2-13）

　和解が成立しなかった場合，被疑侵害者としては，特許権者が法的手続をとることを想定し，そうなった場合の反論の準備を粛々と行うことが通常ですが，自ら手続きをとることも可能です．具体的には，自己が特許権侵害をしていないことを裁判で明らかにするために，債務不存在確認訴訟を提起したり，あるいは，当該特許が無効であると考えられる場合，特許庁に無効審判手続を申し立てることが考えられます．これらの手続きをとることが得策かどうかは，事案に応じた微妙な判断が求められることになるので，専門家に相談すべきでしょう．

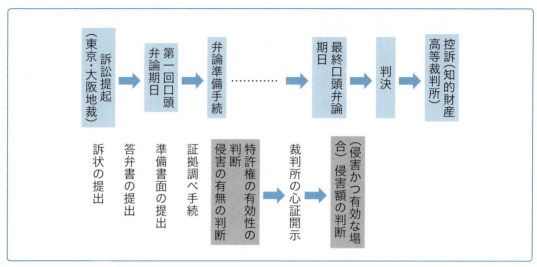

図 2-13　特許権侵害訴訟の手続の流れ

第2章　特許権

7 職務発明

職務発明制度の意義

　職務発明制度とは，従業者が職務上行った発明（**職務発明**）について使用者と当該従業者（発明者）との間の権利関係を定める制度であり，日本を含む世界の主要国では特許法に職務発明制度に関する規定を置いています．ここでの従業員には，大学との関係における教授や，医療機関との関係における研究者などの医療従事者も含まれます．

　日本の特許法は，その第1条に特許法の法目的が「産業の発達」にあることを規定しています．職務発明制度は，従業者に発明のインセンティブを与えることで発明を奨励し，もって「産業の発達」に寄与することを目的とする制度であるということができます．

日本の職務発明制度の変遷

　ところで，日本では，約10年間で2度の職務発明制度に関する法改正が行われました（平成16年改正，平成27年改正）．知的財産法の分野において1つの制度が短期間に2度も改正されるのは珍しいことだと思います．

1 平成16年改正前の法制度と企業実務

　平成16年改正前の職務発明制度の概要は次のとおりです．大正10年に制定された旧特許法から昭和34年制定の現特許法に受け継がれ，ほとんど変わらないまま長らく維持されてきました（図2-14）．

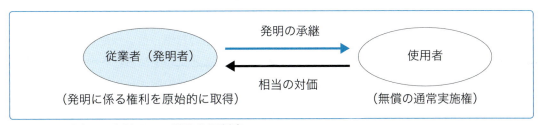

図2-14　昭和34年法下での職務発明制度

> ① 職務発明についての権利（特許を受ける権利）は，まず従業者に発生する（従業者原始帰属）．
> ② 使用者は，無償で上記権利の実施権（ライセンス）を受けることができる（使用者のオプション（1））．
> ③ 使用者は，発明者に「相当の対価」を支払って，上記権利を譲り受けることができる（使用者のオプション（2））．

かかる制度を前提に，多くの企業（特に大企業）や大学は，内規として「**職務発明規程**」を設け，各企業や大学が妥当と考える報奨金を支払って上記権利を譲り受けることが行われており，労使間で争いになることはあまりありませんでした．

2 オリンパス光学事件最高裁判決と平成 16 年改正

しかし，平成 12 年頃から，「**相当の対価**」の多寡を巡って使用者と発明者との間で訴訟に発展するケースが徐々に増えてきました．そして，平成 15 年 4 月 22 日オリンパス光学事件最高裁判決（民集 57 巻 4 号 477 頁）は，使用者が定めた「**職務発明規程**」に基づく奨励金の支払額が，裁判所からみて不足している場合には，発明者は不足額の支払いを判決で認めてもらうことができる旨を判示したため，さらに職務発明訴訟が頻発するようになり，実務に大きな影響を与えました．

企業が決めて従業員に適用していたルールが裁判所によって事後的に否定されてしまう状況下では，使用者が予見可能性をもって事業活動を行うことに支障を来します．そこで，産業界から制度改正の必要性が唱えられ，かかる要請を踏まえ，平成 16 年に特許法が改正されることになりました．

3 平成 16 年改正とさらなる制度改正の要請

平成 16 年法は，上記の 3 つの仕組み自体を維持しつつ，「相当の対価」を決定する際のプロセスが合理的であれば，裁判所は原則として会社の決めた額を否定できないようにしました．

しかし，どこまでプロセスを重視すれば「不合理」とされないのか，「手続きが妥当であっても，金額次第で不合理とされるリスクはないのか」などといった点がなお不明確で，不合理性判断の法的予見可能性が低いとの指摘が産業界からなされました．また，職務発明について，使用者から発明者に対して「**相当の対価**」という金銭の給付だけに限らず，金銭以外の給付（例えば，昇進や海外留学など）も認められるべきとの意見もありました．さらに，発明者に発明に係る権利を原始的に帰属させると，まれなケースでは，権利が二重に譲渡されてしまうなど，権利の帰属に不安定性が残るのではないかとの指摘もなされました．そこで，これらの問題点を解消すべく，平成 27 年改正が行

われることになりました．

4 平成 27 年改正

前述のような経緯を受けてなされた平成 27 年改正による職務発明制度の特徴は，「手続きの重視と多様性の許容」にあるということができます．

すなわち，まず，経済産業大臣が定めた指針（ガイドライン）を遵守する限り，どのような制度を構築するかは，各社の裁量に委ねられます．そして，指針に即して構築された社内規程に従った運用がなされている限り，（仮に発明者が金額の多寡を争って訴訟を提起しても）裁判所は原則として金額の多寡について会社の判断を尊重することになります．

また，特許を受ける権利の帰属（発明者帰属とするか，使用者原始帰属とするか）や，従業者に対する発明行為へのインセンティブ策について，企業の自主性を尊重し，多様なあり方を許容するものとなっています（図 2-15）．

現行法（平成 27 年改正法）の内容

1 発明に係る権利を使用者の原始帰属とすることが可能

平成 27 年改正により，使用者は，特許を受ける権利の原始的な帰属先を企業とするか，発明者とするか，自ら選択することができるようになりました．会社の規模や特許戦略，その他の事情を総合的に考えて，より適切と考えられる方を選択することになります．筆者の知る限り，特許を重視しているメーカーにおいては，使用者原始帰属を採用することにした企業も相当数ありますが，大学では，従前どおり，発明者原始帰属を採用しているところが多いように思います．

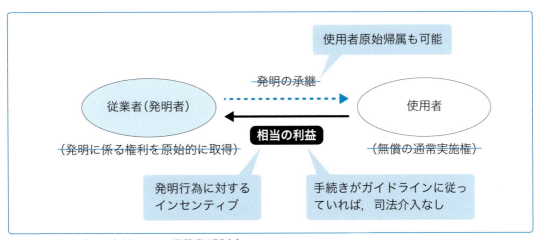

図 2-15　平成 27 年法下での職務発明制度

2 「相当の対価」から「相当の利益」へ

　平成 27 年改正により，発明者に付与するのは「発明に対するインセンティブ」（よい発明をするための呼び水）であることが明確になるとともに，金銭以外の経済上の利益を認めるという趣旨から，従前の「相当の対価」から「相当の利益」と改められました．金銭以外の経済上の利益としては，使用者等負担による留学の機会の付与，ストックオプションの付与，金銭的処遇の向上を伴う昇進または昇格，法令および就業規則所定の日数・期間を超える有給休暇の付与などが想定されています．

3 経済産業大臣の「指針」

　平成 27 年改正法では，経済産業大臣が，『発明を奨励するための相当の金銭その他の経済上の利益について定める場合に考慮すべき使用者等と従業者等との間で行われる協議の状況等に関する指針』（以下，「指針」）を定めることとされました．指針は，現在特許庁のホームページで公開されています（https://www.jpo.go.jp/seido/shokumu/shokumu_guideline.htm）．指針では，「相当の利益」を決定するためのルールについて，その策定や改定にあたっての従業者との「協議」，従業者に対する周知としての「開示」，個別の利益付与における従業者からの「意見聴取」というプロセスにおいて，使用者はどういったことに気をつけるべきかが記載されています．例えば，「協議」については，一堂に会した従業者などと話し合い，社内イントラネットの掲示板や電子会議を通じた話し合いにおいて，どのような点に留意すべきなのか，労働組合と協議する場合にはどのような点に留意すべきなのか，といった，職務発明の規程を作成したり改正する際に必要とされる過程において想定されうるさまざまな事項について解説が加えられています．

　平成 27 年改正法下において，これまでにない新しい制度を導入する企業も出てきました．例えば，2016 年 4 月 2 日付の日本経済新聞朝刊によれば，アステラス製薬は，これまでは発明者だけに渡していた報奨金を研究チームの中で特許取得に大きく貢献したメンバーにも支給する制度を導入したとのことです．

8 延長登録制度

延長登録制度の意義

　特許権の存続期間は特許出願日から20年であり（特許法67条1項），出願日から20年を経過すると，特許権は存続期間満了により消滅します．特許制度は，発明に係る技術を公開した者に対して，その代償として一定の期間，特許権という独占的な権利を付与することによって発明を奨励するとともに，第三者に対しても，この公開された発明を利用する機会を与え，もって産業の発達に寄与しようとするものですので（特許法1条），存続期間満了により何人でもその発明を自由に利用することができるということは，特許制度の根幹の一つであるということができます．

　しかし，医薬品や農薬などの場合，これを製造販売するためには承認や登録を得る必要があります．特許権を成立するまでにこの承認や登録を得ることができればよいのですが，通常はこれに相当の期間を要しますので，たとえ特許権を取得したとしても，本来ならば独占排他的に特許発明の実施ができるところを，承認などを得るまではそれができないという問題が生じてしまいます．そこで，特許法では，医薬品などの分野に限り，特許発明の実施をすることができなかった期間を回復することを目的として，一定要件の下，5年を限度に存続期間の延長を認めるという**延長登録制度**を採用しています（図2-16）．

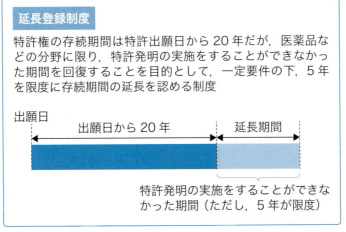

図2-16　延長登録制度

延長登録出願手続き

1 出願人

　存続期間を延長させるためには，まず延長登録の出願（以下「**延長登録出願**」）をする必要があります．この出願の出願人は，特許権者に限られます（特許法67条の7第1項4号）．特許権が共有にかかる場合には，各共有者は他の共有者と共同で延長登録出願をする必要があります（特許法67条の5第4項）．

2 出願できる時期

　延長登録出願は，特許法67条4項の政令で定める処分を受けた日から3ヵ月以内にしなければなりません（特許法67条の5第3項，特許法施行令3条）．ただし，延長登録出願は，特許権の存続期間満了後はすることができず（特許法67条の5第3項但書），また，特許権の存続期間満了前6ヵ月の前日までに政令で定める処分を受けることができないと見込まれる場合には，①出願をしようとする者の氏名，住所など，②特許番号，③特許法67条4項の政令で定める処分を記載した書面をその日までに提出しなければなりません（特許法67条の6第1項）．
　上記書面を提出しないときは，特許権の存続期間満了前6ヵ月以後に延長登録出願をすることができないので注意が必要です（特許法67条の6第2項）

3 延長登録出願の願書に記載する事項

　延長登録出願の願書には，以下の事項を記載します（特許法67条の5第1項，特許法施行規則38条の15など）．

> ① 特許番号
> ② 延長を求める期間
> ③ 特許法67条4項の政令で定める処分を受けた日
> ④ 延長登録出願人の氏名，住所など
> ⑤ 代理人の氏名，住所など
> ⑥ 特許法67条4項の政令で定める処分の内容

　ここで，「特許法67条4項の政令で定める処分の内容」には，延長登録の理由となる処分（医薬品の場合は，「医薬品医療機器等法14条1項に規定する医薬品に係る同項の承認」など），処分を特定する番号（承認番号など），処分の対象となった物（医薬品の場合は，承認書に記載された名称および有効成分），その処分においてその物の使

用される特定の用途が定められている場合にあってはその用途（医薬品の場合は，承認書に記載された効能・効果）を記載します．

4 願書に添付する資料に記載する事項

願書には，延長の理由を記載した資料を添付しなければなりません（特許法 67 条の 5 第 2 項）．このような資料については，次のとおり定められています（特許法施行規則 38 条の 16）．

> ① その延長登録出願に係る特許発明の実施に特許法 67 条 4 項の政令で定める処分を受けることが必要であったことを証明するため必要な資料（1 号）
> ② 前号の処分を受けることが必要であったためにその延長登録出願に係る特許発明の実施をすることができなかった期間を示す資料（2 号）
> ③ 第 1 号の処分を受けた者がその延長登録出願に係る特許権についての専用実施権者もしくは通常実施権者または当該特許権者であることを証明するため必要な資料（3 号）

上記①〜③の資料に記載する事項については，『特許・実用新案審査基準』（以下「審査基準」）「第Ⅸ部 特許権の存続期間の延長」の「2.5 延長の理由を記載した資料の記載事項」に詳しい説明があるので，それに沿って記載していくことになります（https://www.jpo.go.jp/system/laws/rule/guideline/patent/tukujitu_kijun/index.html）．願書に添付する資料には，上記①〜③の資料に記載した事項を裏付ける資料として，さらに特許公報，承認書の写し，治験計画届書の写しなどを含める必要があります．

5 出願の効果

特許権の存続期間の延長登録出願があったときは，その出願について拒絶査定が確定するか，または，存続期間を延長した旨の登録があるまでは，存続期間は延長されたものとみなされます（特許法 67 条の 5 第 4 項）．

延長登録出願の審査

1 出願の審査に係る要件

延長登録出願がされると，特許庁審査官によって，次の事項のいずれかに該当するか否かが審査され，いずれかに該当する場合には拒絶理由が生じます（特許法 67 条の 7 第 1 項）．

① その特許発明の実施に特許法 67 条 4 項の政令で定める処分を受けることが必要であったとは認められないとき（1 号）
② その特許権者またはその特許権についての専用実施権もしくは通常実施権を有する者が同条 4 項の政令で定める処分を受けていないとき（2 号）
③ その延長を求める期間がその特許発明の実施をすることができなかった期間を超えているとき（3 号）
④ その出願をした者が当該特許権者でないとき（4 号）
⑤ その出願が特許法 67 条の 5 第 4 項において準用する特許法 67 条の 2 第 4 項に規定する要件を満たしていないとき（5 号）

2 「その特許発明の実施に特許法 67 条 4 項の政令で定める処分を受けることが必要であったとは認められないとき」について

　医薬品の場合においては，特許発明における発明特定事項（発明を特定するための事項のこと）と，延長登録の理由となる承認（以下「本件処分」といいます．）についての承認書に記載された事項とを対比し，本件処分の対象となった医薬品が，いずれの請求項に係る特許発明についても，その発明特定事項のすべてを備えているといえない場合には，1 号の拒絶理由に該当することになります．

　また，本件処分の前に，先行する処分が存在する場合にも，本件処分が必要であったといえるかどうかという問題が生じます．この点については，近年の裁判例を経て，従来からの特許庁での実務が大きく変わりましたので，簡単に紹介します．

　冒頭に述べたように，存続期間が延長された場合，その効力は，「**その延長登録の理由となった第 67 条第 4 項の政令で定める処分の対象となった物（その処分においてその物の使用される特定の用途が定められている場合にあっては，当該用途に使用されるその物）についての当該特許発明の実施以外の行為には，及ばない**」とされています（特許法 68 条の 2）．従来の特許庁での実務では，延長登録を受けた特許権の効力が及ぶ範囲に重複した延長登録を認めないこととしていたため，先行処分がある場合には，政令で定める処分を受けることが必要であったか否かは，先行処分を理由として存続期間が延長された特許権の効力がどの範囲まで及ぶかという観点から検討されていました．具体的には，延長登録を受けた特許権の効力の及ぶ範囲を規定する「物」とは医薬品の有効成分を意味し，「用途」とは効能・効果を指すと解し，有効成分と効能・効果が同一である限り，先行処分に基づいてのみ延長登録が可能であり，その後の製造承認については，特許法 67 条の 7 第 1 項 1 号の判断においては，本件処分を受けることが必要であったとは認められないと考えられてきました．

　しかし，ドラッグデリバリーシステムのように，製剤技術や用法・用量などに特徴を有する発明に特許が付与されるようになり，上記の実務では，このような発明については存続期間の延長登録が認められないなどの問題が生じるようになりました．そのよう

な中で,まず,知財高裁は,パシーフ®カプセル30mgに関する審決取消訴訟事件の判決で,「先行処分を理由として存続期間が延長された特許権の効力がどの範囲まで及ぶかという点は,特許発明の実施に政令で定める処分を受けることが必要であったか否かとの点と,常に直接的に関係する事項であるとはいえない.」と判示し,従来の解釈を覆しました(知財高判平成21年5月29日・民集65巻3号1685頁).同判決は傍論ながら,延長の効力についても,「薬事法所定の承認が与えられた医薬品の『成分』,『分量』及び『構造』によって特定された『物』についての当該特許発明の実施,及び当該医薬品の『用途』によって特定された『物』についての当該特許発明の実施についてのみ,延長された特許権の効力が及ぶものと解するのが相当である」と述べ,「物」は医薬品の「有効成分」を意味し,「用途」とは「効能・効果」を指すという従来の解釈とは異なる考えを示しました.また,最高裁判所は,アバスチン®点滴静注用100mg/4mLに関する審決取消訴訟事件の判決で,出願理由処分(本件処分のこと)と先行処分がされている場合において,延長登録出願に係る特許発明の種類や対象に照らして,先行処分の対象となった医薬品の製造販売が,出願理由処分の対象となった医薬品の製造販売を包含すると認められるときは,延長登録出願に係る特許発明の実施に出願理由処分を受けることが必要であったとは認められないと述べ,その包含関係について,医薬品の成分を対象とする物の発明の場合は,医薬品の成分,分量,用法,用量,効能および効果を基準に考えると判示し(最判平成27年11月17日・民集69巻7号1912頁),従来の「有効成分」と「効能・効果」を基準に,「政令で定める処分を受けることが必要であった」か否かを判断するという実務は完全に否定されることとなりました.

この一連の判決を受けて審査基準が2度改正され,現在の審査基準では,医薬品に係る発明の場合において,政令で定める処分が医薬品の製造販売の承認である場合には,**1号の拒絶理由は,「有効成分」と「効能・効果」が同一か否かで判断するのではなく,「成分,分量,用法,用量,効能及び効果」に基づき,先行処分と本件処分とを比較して判断する**こととしています.

3 延長登録

審査官によって,延長登録出願について拒絶の理由が発見されないときは,延長登録をすべき旨の査定がされます(特許法67条の7第2項).延長登録をすべき旨の査定がされると,特許料の納付を待つことなく,ただちに,特許権の存続期間を延長した旨の登録がされます(同条3項).

拒絶理由があったにもかかわらず,これが看過されて延長登録がされた場合には,無効理由を包含することになり,利害関係人は,延長登録無効審判を請求することができます(特許法125条の3第1項,第2項).延長登録を無効にすべき旨の審決が確定した場合には,原則として,その延長登録による存続期間の延長は初めからなかったも

のとみなされます（特許法125条の3第3項）．

延長された特許の効力

　前述したように，特許権は出願日から20年で存続期間を満了しますが，医薬品の場合，5年を限度に，特許発明を実施することができなかった期間，存続期間を延長することができます．被疑侵害品である医薬品や被疑侵害方法である医薬品の製造方法（以下，「対象製品等」）が特許に抵触するか否かについての判断基準は，その特許権が延長期間に入る前か，延長期間中かによって変わってきます．

　まず，特許権が延長期間に入る前の場合については，被疑侵害品ないし侵害方法が，特許発明の「技術的範囲」に属するかどうかによって判断されます．詳細については，p.80「5 特許権の効力」以下で説明したとおりです．

　次に，延長期間中の場合，医薬品の製造・販売等の行為が特許権を侵害するというためには，被疑侵害品ないし侵害方法が特許発明の「技術的範囲」に属することは大前提になります．しかし，存続期間が延長された特許権の効力は，特許発明全体の実施に及ぶわけではないため，特許発明の「技術的範囲」に属するだけでは足りません．具体的には，特許権の効力は，その延長登録の理由となった政令で定める「処分の対象となった物（その処分においてその物の使用される特定の用途が定められている場合にあっては，当該用途に使用されるその物）」についての当該特許発明の実施にのみ及び，それ以外の行為には効力は及びません（特許法68条の2）．

　延長された特許権の効力の及ぶ範囲については，2016年に，東京地裁において，初めて正面から採り上げられ（東京地裁平成28年3月30日・判時2317号121頁），知財高裁は，この判決の控訴事件を11件目の大合議事件として審理し，以下のように判断しました（知財高判平成29年1月20日・平成28年（ネ）第10046号，以下「大合議判決」）．まず，大合議判決は，特許法68条の2の「処分の対象となった物」について，前述した最高裁判例の考え方を踏襲し，「有効成分」と「効能・効果」によって特定された「物」ではなく，「成分，分量，用法，用量，効能及び効果」によって特定された「物」（医薬品）とする考え方を示しました．

　あわせて，延長された特許権の効力は，「成分，分量，用法，用量，効能及び効果」によって特定された「物」（医薬品）のみならず，これと医薬品として実質同一なものにも及び，このように特定された「物」に対象製品（被疑侵害品）と異なる部分が存する場合であっても，当該部分がわずかな差異または全体的にみて形式的な差異にすぎないときは，対象製品は，医薬品として政令処分の対象となった物と実質同一なものに含まれ，存続期間が延長された特許権の効力の及ぶ範囲に属することを示しました．

　同大合議判決は，「わずかな差異または全体的にみて形式的な差異にすぎない」場合について，次の4つの類型を示しましたが，いまだ不明確な部分も多く，今後の判例の蓄積によって明らかになっていくものと思われます．

① 医薬品の有効成分のみを特徴とする特許発明に関する延長登録された特許発明において，有効成分ではない「成分」に関して，対象製品が，政令処分申請時における周知・慣用技術に基づき，一部において異なる成分を付加，転換等しているような場合，
② 公知の有効成分に係る医薬品の安定性ないし剤型等に関する特許発明において，対象製品が政令処分申請時における周知・慣用技術に基づき，一部において異なる成分を付加，転換等しているような場合で，特許発明の内容に照らして，両者の間で，その技術的特徴及び作用効果の同一性があると認められるとき，
③ 政令処分で特定された「分量」ないし「用法，用量」に関し，数量的に意味のない程度の差異しかない場合，
④ 政令処分で特定された「分量」は異なるけれども，「用法，用量」も併せてみれば，同一であると認められる場合

9 先発医薬品と後発医薬品

後発医薬品とは（表 2-4）

後発医薬品とは，一般的に，先発医薬品と同一の有効成分を同一量含み，同一経路から投与する製剤で，効能・効果，用法・用量が原則的に同一であり，先発医薬品と同等の臨床効果・作用が得られる医薬品を言います．先発医薬品の場合と異なり，研究開発に要する費用が低く抑えられることから，先発医薬品と比べて薬価が安く設定されます．

また，後発医薬品の場合，承認審査の際に求められる試験項目も，先発医薬品の場合に比べて非常に少なくなります．先発医薬品の場合は，承認審査の際に，毒性試験や薬理作用の試験および治験と呼ばれる臨床試験などにより，医薬品の有効成分と製剤の有効性や安全性が確認されます．これに対して，後発医薬品の場合は，添加物は異なることがあるものの，有効成分そのものが先発医薬品と同じであるため，有効成分に関する試験については，すでに確認済みということになります．このため，通常は，先発医薬品と治療学的に同等であることを確認すればよく（生物学的同等性試験），承認審査の際に求められる試験項目が先発医薬品よりも格段に少なくなります．

パテントクリフについて

「パテントクリフ」とは，直訳すると「特許の崖」ですが，新薬に関する特許権が消滅し，後発医薬品が進出することによって先発医薬品メーカーの売上が急激に減少することをいいます（表 2-5）．

新規な化合物が発見され，これが新薬として製造販売できるようになるまでには膨大な期間と巨額の費用がかかります．開発途中で副作用があることがわかるなどの理由により，開発中止となることも珍しくありません．そこで，先発医薬品メーカーは，新薬が製造販売可能となってから，新薬に関する特許権が消滅するまでの間に，開発コストを回収する必要があります．これを可能とするため，原価のほかに開発コストも考慮されて薬価が決められ，先発医薬品メーカーは，薬価に守られて新薬を独占的に製造販売し，高い売上を上げることが可能になります．

しかし，特許権の存続期間が経過し，特許権が消滅すると，開発コストをほとんどかけていない後発医薬品メーカーが安い薬価で同等の医薬品を販売し始めます．これに従

表 2-4　後発医薬品

一般的に，先発医薬品と同一の有効成分を同一量含み，同一経路から投与する製剤で，効能・効果，用法・用量が原則的に同一であり，先発医薬品と同等の臨床効果・作用が得られる医薬品をいう．

○先発医薬品との比較
・研究開発に要する費用が低く抑えられるため，薬価が安く設定される．
・有効成分が先発医薬品と同じであるため，有効成分に関する試験については，すでに確認済みということであり，承認審査の際に求められる試験項目が格段に少ない．

表 2-5　パテントクリフ

新薬に関する特許権が消滅し，後発医薬品が進出することによって先発医薬品メーカーの売上が急激に減少すること

って，後発医薬品にシェアが侵食され，先発医薬品メーカーの売上が急激に落ちることになります．これが「パテントクリフ」と呼ばれる現象です．このため，先発医薬品メーカーにとってパテントクリフは重大な問題と言えます．

ところで，米国では後発薬が出回ると先発品の市場シェアがあっという間に急落し，先発医薬品メーカーの売上が激しく落ち込むのに対し，日本では後発薬への置き換わりが緩やかであるといわれており，その分パテントクリフも穏やかになります．もっとも，厚生労働省は2013年に『後発医薬品のさらなる使用促進のためのロードマップ』を策定し，後発医薬品の数量シェアを，2017年（平成29年）央に70％以上，2018年度（平成30年度）から2020年度（平成32年度）末までの間のなるべく早い時期に80％以上とする，新たな数量シェア目標を定めました．これを踏まえて，新規に収載される後発医薬品の薬価をさらに引き下げることが検討されており，日本においても後発薬の普及が一段と進み，パテントクリフが厳しさを増すものと思われます．

先発医薬品に係る特許と後発医薬品との関係

先発医薬品に係る特許として，主に4種類の特許が考えられます（表 2-6）．

まずは，先発医薬品の有効成分に係る新規化学物質そのものに与えられる特許であり，通常，「**物質特許**」と呼ばれます．医薬品に係る特許の中では最も強い権利であり，当該特許について特許権または専用実施権（以下，「特許権者等」）を有する先発医薬品メーカーは，当該化学物質そのものの実施（製造・販売等）を独占排他的に行うことができます．

次に，有効成分に係る化学物質の新規な効能・効果に特許が与えられる場合があり，

表 2-6　医薬品に係る特許

物質特許
医薬品の有効成分に係る新規化学物質そのものに与えられる特許
医薬用途特許
新規な効能・効果によって特定された医薬品に与えられた特許
製法特許
医薬品の製造方法について与えられる特許
製剤特許
医薬品の製剤上の工夫について与えられる特許

これは，通常，「**医薬用途特許**」と呼ばれます．ほかにも，先発医薬品の製造方法について与えられる特許（「**製法特許**」と呼ばれます），先発医薬品の製剤上の工夫について与えられる特許（「**製剤特許**」と呼ばれます）があります．

　後発医薬品は，先発医薬品と同一の有効成分を含み，効能・効果が同一であるため，先発医薬品の物質特許や医薬用途特許と抵触することになります．このため，厚生労働省も，各都道府県衛生主管部（局）長の通知において，①先発医薬品の有効成分に特許が存在することによって，当該有効成分の製造そのものができない場合には，後発医薬品を承認しないこと，②先発医薬品の効能・効果，用法・用量（「効能・効果等」）に特許権が存在する場合には，特許権が存在する効能・効果等については承認しない方針であることを明言しています（医政経発第 0605001 号・薬食審査発第 0605014 号）．したがって，先発医薬品に物質特許か医薬用途特許が存在する場合には，その存続期間が満了するまでは，原則として，後発医薬品の販売が行われません．

　しかし，先発医薬品に係る特許が，製法特許や製剤特許である場合には，状況が変わります．多くの場合，先発医薬品に係る特許としては，物質特許，医薬用途特許，その他の特許の順序で出願されるため，先発医薬品の物質特許および医薬用途特許の存続期間が先に満了し，製法特許や製剤特許だけが存続する場合が生じ得ます．この場合，厚生労働省も，特にこれらの特許を考慮することなく，後発医薬品を承認するため，これらの特許に抵触しない後発医薬品を開発したと考える後発医薬品メーカーは，上記の特許が存続中に，後発医薬品の販売に踏み切ることがあります．この場合において，先発医薬品に係る特許について権利を有している先発医薬品メーカーが，後発医薬品メーカーによる販売行為が特許権侵害行為であると考える場合には，特許権侵害訴訟などを提起することにより，裁判所においてその侵害の有無が判断されることになります．

損害賠償額の算定

　後発医薬品またはその製造方法が，先発医薬品に係る特許に抵触する場合には，当該特許の特許権者等である先発医薬品メーカーは，後発医薬品の製造販売等の差し止め，後発医薬品の廃棄，先発医薬品メーカーが被った損害の賠償を求めることができます．損害賠償を請求する場合には，通常，その損害額の立証が難しいことから，特許法は，損害額を推定する方法として2種類の規定を用意しています．

　まずは，販売された後発医薬品の数量（以下，「譲渡数量」）に，特許権者等がその侵害行為がなければ販売することができた先発医薬品の単位数量当たりの利益の額を乗じて得た額を損害の額とすることができるというものです（特許法102条1項）．ただし，この場合において，ほかに競合品があるなど，譲渡数量の全部または一部に相当する数量を特許権者等が販売することができないとする事情があるときは，当該事情に相当する数量に応じた額を控除するものとされています（特許法102条1項但書）．2つ目は，後発医薬品メーカーが侵害行為により利益を受けているときは，その利益の額を，特許権者等が受けた損害の額と推定するというものです（特許法102条2項）．

　上記の規定に沿わない損害についても，侵害行為と発生した損害との間に相当な関係があることを立証できる場合には，その損害の額についても損害賠償請求をすることができます（民法709条）．

　例えば，先発医薬品の薬価は，2年に1回の改定によって通常引き下げられますが，新薬創出・適応外薬解消等促進加算制度（以下，「新薬創出等加算制度」といいます．）によって，薬価基準収載後15年以内で，かつ後発医薬品が収載されていないなどの所定の要件を満たす場合には，先発医薬品の薬価は実質的に維持され，一度後発医薬品が薬価収載された後は，上記の要件を満たさなくなることから，後発医薬品が上市された後の最初の薬価改定の際に，先発医薬品の薬価からそれまでの加算分が一括して引き下げられることとされています（図2-17）．

　東京地判平成29年7月27日・平成27年（ワ）第22491号は，特許に抵触する後発医薬品が薬価収載されたため，新薬創出等加算制度に従って，先発医薬品の薬価が下がり，これに伴い，先発医薬品の取引価格が下落して先発医薬品メーカーが損害を被ったという損害賠償請求事件において，上述した特許法102条1項に基づく損害（各後発医薬品メーカーに対して約1億〜2億円）のほかに，薬価の下落に伴い，先発医薬品メーカーが被った損害についての賠償も後発医薬品メーカーらに命じました（後発医薬品メーカーらに対して連帯して約6億円）．本事件は，後発医薬品の参入による先発医薬品の薬価下落に起因して先発医薬品メーカーに生じた損害について判断した初めての事例であり，製薬業界に大きなインパクトを与えたようです．

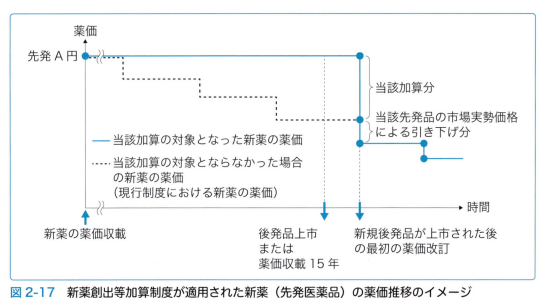

図 2-17　新薬創出等加算制度が適用された新薬（先発医薬品）の薬価推移のイメージ

（平成 27 年 11 月 11 日　中医協薬価専門部会資料より引用，一部改変）

第3章
その他の知的財産権

第3章 その他の知的財産権

1 実用新案権

実用新案制度の意義

実用新案法は,「物品の形状,構造又は組合せに係る考案の保護及び利用を図ることにより,その考案を奨励し,もつて産業の発達に寄与する」ことを目的としています(実用新案法1条).特許法の目的規定と似ていますが,**「物品の形状,構造又は組合せに係る」**という文言がある点で異なります.これは,実用新案法の保護対象である**「考案」**が,発明の場合と異なり,物についての考案に限られ,方法の考案は保護されないことによります.したがって,

実用新案法でも,一定の期間,実用新案権という独占的な権利が付与される点で特許法と共通しますが,出願された考案について実体的審査が行われないなど,様々な違いがあります.

以下,主として特許法との相違点について説明していきます.

実用新案登録出願書類

実用新案権を取得するためには,特許権を取得する場合と同様に,特許庁に実用新案登録出願を行う必要があります.実用新案登録出願をする際に提出しなければならない重要な書類として,明細書,実用新案登録請求の範囲,図面があります.このうち,「実用新案登録請求の範囲」が,特許法でいう「特許請求の範囲」にあたります.また,上述したように,考案は物に関するものに限られますので,特許法の場合と異なり,図面は必須の書類となります.

> 実用新案法5条　実用新案登録を受けようとする者は,次に掲げる事項を記載した願書を特許庁長官に提出しなければならない.
> 一　実用新案登録出願人の氏名又は名称及び住所又は居所
> 二　考案者の氏名及び住所又は居所
> 2　願書には,明細書,実用新案登録請求の範囲,図面及び要約書を添付しなければならない.
> 3　前項の明細書には,次に掲げる事項を記載しなければならない.

一　考案の名称
二　図面の簡単な説明
三　考案の詳細な説明
4　前項第三号の考案の詳細な説明は，経済産業省令で定めるところにより，その考案の属する技術の分野における通常の知識を有する者がその実施をすることができる程度に明確かつ十分に，記載しなければならない．
5　第二項の実用新案登録請求の範囲には，請求項に区分して，各請求項ごとに実用新案登録出願人が実用新案登録を受けようとする考案を特定するために必要と認める事項のすべてを記載しなければならない．この場合において，一の請求項に係る考案と他の請求項に係る考案とが同一である記載となることを妨げない．
6　第二項の実用新案登録請求の範囲の記載は，次の各号に適合するものでなければならない．
一　実用新案登録を受けようとする考案が考案の詳細な説明に記載したものであること．
二　実用新案登録を受けようとする考案が明確であること．
三　請求項ごとの記載が簡潔であること．
四　その他経済産業省令で定めるところにより記載されていること．
7　第二項の要約書には，明細書，実用新案登録請求の範囲又は図面に記載した考案の概要その他経済産業省令で定める事項を記載しなければならない．

実体的要件

1 主たる実体的要件

　実用新案法でも，特許法と同様に，実用新案登録を受けるために必要な実体的要件が定められています．実体的要件としては，主な要件としては次のものが挙げられます．

① 実用新案法上の「**考案**」であること（実用新案法2条1項）
② 考案が**産業上利用可能**であること（実用新案法3条1項柱書）
③ 考案が**新規性**を有すること（実用新案法3条1項各号）
④ 考案が**進歩性**を有すること（実用新案法3条2項）
⑤ 明細書の「考案の詳細な説明」の記載が**実施可能要件**を満たすこと（実用新案法5条4項）
⑥ 実用新案登録請求の範囲の記載が**サポート要件**を満たすこと（実用新案法5条6項1号）
⑦ 実用新案登録請求の範囲の記載が**明確性要件**を満たすこと（実用新案法5条6項2号）

しかし，実用新案法では，これらの要件を審査されることなく，実用新案登録がなされます．したがって，実体的要件が問題となるのは，登録後に実用新案登録無効審判が請求されたとき（実用新案法37条），後述する実用新案技術評価が請求されたとき（実用新案法12条）ということになります．

前述の要件のうち，①と④のみ，以下簡単に説明します．

2 実用新案法上の「考案」であること

実用新案法2条1項は，「考案」について，次のとおり定義します．

> 実用新案法2条　この法律で「考案」とは，自然法則を利用した技術的思想の創作をいう．

特許法2条1項の「発明」の定義とは，「自然法則を利用した技術的思想の創作」である点で共通しますが，上述したように，「高度のもの」との要件が入っていません．このため，「考案」には，「発明」には包含されない技術水準の低い裾の部分も含まれます．

3 考案が進歩性を有すること

次に，実用新案法3条2項は，進歩性の要件について，次のとおり規定します．

> 実用新案法3条
> 2　実用新案登録出願前にその考案の属する技術の分野における通常の知識を有する者が前項各号に掲げる考案に基いてきわめて容易に考案をすることができたときは，その考案については，同項の規定にかかわらず，実用新案登録を受けることができない．

上記の要件も，特許法29条2項が規定する進歩性の要件とよく似ていますが，当業者が，出願当時に公開されている技術に基づいて，「きわめて」容易に考案をすることができたときに，その考案について実用新案登録を受けることができない旨を規定している点で異なります．上述したように，考案には，「発明」には包含されない技術水準の低い裾の部分も含まれるため，特許法の場合よりも程度の低い考案でも実用新案登録をしてよいことになります．このため，進歩性の要件としては，公知技術に基づいて，「きわめて」容易に考案することができたもののみ，実用新案登録を受けることができないものとすれば十分ということになります．

実用新案取得手続

　特許法では，特許を取得するために，特許出願をするだけでは足りず，特許要件を備えているかについて審査をしてもらうため，出願審査請求をする必要があります．

　これに対して，実用新案法では，実用新案登録出願をすれば，実体的要件を備えているかについての審査がされることなく，出願が放棄されたり，取り下げ等がされない限り，実用新案権の設定登録がされます（実用新案法 14 条 2 項）．このため，実用新案法には，出願審査請求の規定がなく，出願公開制度もありません．また，実用新案登録出願をすれば，基本的には実用新案権が設定登録されるため，実用新案登録出願と同時に，第 1 年から第 3 年までの各年分の登録料を納付することが必要とされています（実用新案法 32 条 1 項）．

　実用新案権の設定登録がされることにより，実用新案権が発生し（実用新案法 14 条 1 項），実用新案者は，業として登録実用新案を実施する権利を専有することができます（実用新案法 16 条）．

実用新案技術評価制度

　実用新案法特有の制度として，実用新案技術評価という制度があります．実用新案技術評価制度については，次の規定があります．

> 実用新案法 12 条　実用新案登録出願又は実用新案登録については，何人も，特許庁長官に，その実用新案登録出願に係る考案又は登録実用新案に関する技術的な評価であつて，第三条第一項第三号及び第二項（同号に掲げる考案に係るものに限る．），第三条の二並びに第七条第一項から第三項まで及び第六項の規定に係るもの（以下「実用新案技術評価」という．）を請求することができる．この場合において，二以上の請求項に係る実用新案登録出願又は実用新案登録については，請求項ごとに請求することができる．

　上述したとおり，実用新案法では，実体的要件について審査がされないまま，実用新案登録がされます．このため，実用新案権が実体的要件を満たしているかどうか，原則として当事者が判断せざるを得ません．もっとも，このような判断は一般的に困難であることから，文献公知と公知文献に基づく進歩性等の一定の要件について，権利の有効性に関する客観的な判断材料を提供する観点から本制度が導入されました．

　このため，実用新案技術評価は，出願以降であれば，何人でも請求することができます．

　後述するように，実用新案権者が権利行使をする際には，実用新案技術評価の提示が必要になります．

実用新案権の効力

実用新案権が設定登録されると，実用新案権者は，実用新案権の存続期間にわたり，業として登録された実用新案の実施をする権利を専有します（実用新案法16条）．ここでいう「実施」とは，**考案に係る物品を製造し，使用し，販売等する行為**をいいます（実用新案法2条3項）．したがって，実用新案者は，実用新案登録請求の範囲に記載されている考案を独占的に実施できることになり，第三者が実用新案者に無断で実用新案登録請求の範囲に記載された考案を業として実施（製造や販売など）した場合，その実施行為を止めるよう請求（差止請求）ができるとともに，その実施により被った損害の賠償を求めることができます（実用新案法27条，29条）．

実用新案権の存続期間は，特許権よりも短く，実用新案登録出願の日から10年になります（実用新案法15条）．

実用新案法にも，実体的要件を満たしていない実用新案権の成立を事後的に否定する実用新案登録無効審判制度がありますが（実用新案法37条），特許法にある異議申立制度はありません．このため，実用新案登録無効審判は，利害関係人のみならず，何人も請求することができます（実用新案法37条2項）．

実用新案権侵害

特許の場合と同様に，**他人の登録実用新案を，無断で，業として実施すれば，原則として実用新案権侵害が成立することとなります**．そして，実用新案権者又は専用実施権者（以下，「実用新案権者等」といいます．）は，侵害者に対し，実施行為（＝実用新案権侵害行為）の差止請求や，被った損害について損害賠償請求を行うことができます（実用新案法27条，29条）．

ところで，上述したように，実用新案権は実体的な審査をせずに登録がされます．このため，登録実用新案が実体的要件を満たしていない場合に，このような実用新案権に基づく権利行使を認めるべきではありません．このため，実用新案法では，実用新案権者等が権利行使をしようとする場合には，その登録実用新案に係る実用新案技術評価書を提示して警告することを条件としています．

> 実用新案法29条の2　実用新案権者又は専用実施権者は，その登録実用新案に係る実用新案技術評価書を提示して警告をした後でなければ，自己の実用新案権又は専用実施権の侵害者等に対し，その権利を行使することができない．

上記と併せて，実用新案法では，権利行使をした実用新案権者等の責任について，次のとおり規定します．

> 実用新案法 29 条の 3　実用新案権者又は専用実施権者が侵害者等に対しその権利を行使し，又はその警告をした場合において，実用新案登録を無効にすべき旨の審決（第三十七条第一項第六号に掲げる理由によるものを除く．）が確定したときは，その者は，その権利の行使又はその警告により相手方に与えた損害を賠償する責めに任ずる．ただし，実用新案技術評価書の実用新案技術評価（当該実用新案登録出願に係る考案又は登録実用新案が第三条第一項第三号及び第二項（同号に掲げる考案に係るものに限る．），第三条の二並びに第七条第一項から第三項まで及び第六項の規定により実用新案登録をすることができない旨の評価を受けたものを除く．）に基づきその権利を行使し，又はその警告をしたとき，その他相当の注意をもつてその権利を行使し，又はその警告をしたときは，この限りでない．

　このように，実用新案権者等が，実用新案技術評価（登録性を否定する旨の評価を除く）に基づき権利を行使したとき，その他相当の注意をもって権利を行使したときを除いて，権利行使をした後に実用新案登録を無効にすべき旨の審決が確定したときは，その者が権利行使により相手方に与えた損害について賠償責任を負わせることで，実用新案権者等に対して，慎重な権利行使を求め，これにより瑕疵ある権利の濫用を防止しています．

2 意匠権

意匠制度の意義

　意匠法における保護対象は「意匠」です．意匠法は，意匠権者に独占排他的な権利を付与する点で，特許権，実用新案権と共通しますが，特許法，実用新案法の保護対象である「発明」や「考案」が技術的思想の創作であるのに対し，意匠は，**物品の形態であって，視覚を通じて美観を起こさせるもの**である点で異なります．

　以下，意匠法について簡単に説明します．

意匠登録出願書類

　意匠権を取得するには，他の権利の場合と同様に，意匠登録出願を特許庁長官に提出します（意匠法 6 条 1 項）．上述したように，意匠は物品の形態であるため，願書には「意匠に係る物品」を記載し，意匠を記載した図面を願書に添付する必要があります．

> 意匠法 6 条　意匠登録を受けようとする者は，次に掲げる事項を記載した願書に意匠登録を受けようとする意匠を記載した図面を添付して特許庁長官に提出しなければならない．
> 　一　意匠登録出願人の氏名又は名称及び住所又は居所
> 　二　意匠の創作をした者の氏名及び住所又は居所
> 　三　意匠に係る物品

　願書に添付する図面としては，原則として，図 3-1 のような正面図，背面図，左側面図，右側面図，平面図および底面図からなる 6 面図を提出します．

　また，意匠登録出願は，原則として，物品の区分により意匠ごとにする必要がありますので，複数の意匠を一つの出願でまとめて行うことはできません（意匠法 7 条）．

> 意匠法 7 条　意匠登録出願は，経済産業省令で定める物品の区分により意匠ごとにしなければならない．

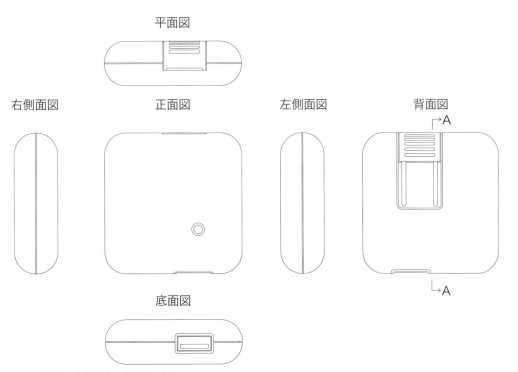

図 3-1　願書に添付する図面の例

［意匠登録第 1316224 号公報（意匠に係る物品：エーシーアダプタ）より抜粋］

実体的要件

1 主たる実体的要件

意匠法は，特許法と同様に，審査官により実体的審査が行われます．実体的要件として主要なものは次のとおりです．

① 意匠法上の「**意匠**」であること（意匠法 2 条 1 項）
② 意匠が**工業上利用可能**であること（意匠法 3 条 1 項柱書）
③ 意匠が**新規性**を有すること（意匠法 3 条 1 項各号）
④ 意匠が**創作非容易性**を有すること（意匠法 3 条 2 項）

2 意匠法上の「意匠」であること

意匠法 2 条 1 項は，「**意匠**」について，**物品の形状，模様若しくは色彩又はこれらの結合であって，視覚を通じて美観を起こさせるもの**と定義します．

意匠法 2 条　この法律で「意匠」とは，物品（物品の部分を含む．第八条を除き，

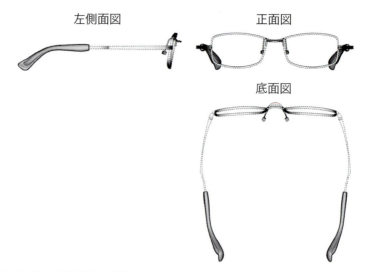

図 3-2　部分意匠の図面の例

［意匠登録第 1411176 号公報（意匠に係る物品：メガネ）より 3 図のみ抜粋］

> 以下同じ．）の形状，模様若しくは色彩又はこれらの結合であつて，視覚を通じて美感を起こさせるものをいう．

「**物品**」とは，有体物のうち，市場で流通する動産を意味します．したがって，不動産は，「物品」にあたりません．

ここで，「物品」には「**物品の部分**」を含まれます．本来，「物品の部分」は，独立して取引の対象とはなり得ませんが，近年，独創的で特徴ある部分を取りいれつつ，意匠全体で侵害を避ける巧妙な模倣が増加しており，独創的で特徴ある部分に対する投資を十分に保護することができていなかったことから，意匠法では，物品の部分に係る意匠も保護対象としています．「物品の部分」について意匠登録を受けようとする場合には，通常，**図 3-2** のように，意匠登録を受けようとする部分を実線で描き，その他の部分は破線で描くという方法が採られます．

3　意匠が工業上利用可能であること

意匠法 3 条 1 項柱書は，意匠を受けることができる発明について，次のように定めます．

> **意匠法 3 条**　工業上利用することができる意匠の創作をした者は，次に掲げる意匠を除き，その意匠について意匠登録を受けることができる．

このように，意匠法 3 条 1 項柱書は，意匠登録を受けることができる意匠が「**工業**

上利用可能」であることを要件としており，「産業上利用可能」であることとは規定していません．これは，意匠法の保護対象たる「意匠」が，発明や考案と異なり，工業的方法により量産されるものに限られることによります．

4 意匠が新規性を有すること

意匠法でも，意匠登録を受けることができる意匠として新規性を求めており，意匠法3条1項では，上記の柱書に続けて，日本国内または外国において，意匠登録出願前に公然知られた意匠（1号），頒布された刊行物に記載された意匠または電気通信回線を通じて公衆に利用可能となった意匠（2号），これらに類似する意匠（3号）については，意匠登録を受けることができないと規定しています．

> 意匠法3条　工業上利用することができる意匠の創作をした者は，次に掲げる意匠を除き，その意匠について意匠登録を受けることができる．
> 一　意匠登録出願前に日本国内又は外国において公然知られた意匠
> 二　意匠登録出願前に日本国内又は外国において，頒布された刊行物に記載された意匠又は電気通信回線を通じて公衆に利用可能となつた意匠
> 三　前二号に掲げる意匠に類似する意匠

意匠は，技術的思想の創作である発明と異なり，物品の形態であって外観で判断されるため，新規性の内容も，特許法と異なります．まず，意匠法では，特許法29条1項2号の公然実施にあたる条項がありません．これは，意匠の場合は，公然実施された意匠であれば，すべて公然知られた意匠となり，新規性の規定としては意匠法3条1項1号だけで済むからです．また，意匠法では，特許法には存在しない，「前2号に掲げる意匠に類似する意匠」も意匠登録を受けることができない意匠として挙げられています．これは，公知意匠（1号）や文献公知意匠（2号）と同一の意匠でなくても，それと類似する意匠であれば新規性がないと考えても差し支えないこと，後述するように，意匠権の効力は登録意匠の実施のみならず，登録意匠に類似する意匠の実施にも及ぶことによります（意匠法23条）．

5 意匠が創作非容易性を有すること

次に，意匠法3条2項は，創作非容易性について，次のとおり規定しています．

> 意匠法3条
> 2　意匠登録出願前にその意匠の属する分野における通常の知識を有する者が日本国内又は外国において公然知られた形状，模様若しくは色彩又はこれらの結合に基

> づいて容易に意匠の創作をすることができたときは，その意匠（前項各号に掲げるものを除く．）については，前項の規定にかかわらず，意匠登録を受けることができない．

「**公然知られた形状，模様若しくは色彩又はこれらの結合**」とあり，「公然知られた意匠」ではないため，物品とは離れた抽象的なモチーフに基づいて容易に意匠の創作をすることができた場合も，本項に該当し，意匠登録を受けることができないことになります．

意匠登録取得手続

意匠権を取得するには，上述したとおり，意匠を記載した図面を添付した願書を特許庁長官に提出する必要があります．意匠登録出願がされると，実体的審査が始まりますので，特許法のように出願審査請求をする必要はありません．

審査官が実体的審査の結果，当該意匠登録出願が実体的要件を満たさないと判断した場合には，出願を拒絶します．もっとも，特許法の場合と同様に，いきなり拒絶することは許されず，出願人に対して，拒絶理由通知を出し，相当な期間を指定して，出願人に意見書を提出する機会を与えなければなりません（意匠法17条，19条で準用する特許法50条）．

審査官は，意匠登録出願について拒絶の理由を発見しないときは，意匠登録をすべき旨の査定をします（意匠法18条）．この場合には，意匠査定の謄本の送達があった日から30日以内に1年分の登録料が支払われることを条件に，意匠権の設定登録がされます（意匠法43条1項，20条2項）．

意匠権の効力

意匠権の設定登録がされることにより，意匠権が発生し（意匠法20条1項），**意匠権者は，業として意匠発明及びこれに類似する意匠を実施する権利を専有する**ことができます（意匠法23条）．

> **意匠法23条** 意匠権者は，業として登録意匠及びこれに類似する意匠の実施をする権利を専有する．ただし，その意匠権について専用実施権を設定したときは，専用実施権者がその登録意匠及びこれに類似する意匠の実施をする権利を専有する範囲については，この限りでない．

ここで「**実施**」とは，意匠に係る物品を製造し，使用し，譲渡し，貸し渡し，輸出し，若しくは輸入し，又はその譲渡若しくは貸渡しの申出（譲渡又は貸渡しのための展示を含む．）をする行為をいいます（意匠法2条3項）．

前述のように，意匠権は，登録意匠のみならず，これに類似する意匠まで及びますが，ある意匠が登録意匠と類似するかしないかの判断方法に関して，意匠法24条2項は，次のように規定します．

> 意匠法 24 条
> 2　登録意匠とそれ以外の意匠が類似であるか否かの判断は，需要者の視覚を通じて起こさせる美感に基づいて行うものとする

この規定を踏まえて，裁判所では，意匠の類否判断を一般的に次のように行います．

> 登録意匠とそれ以外の意匠が類似であるか否かの判断は，需要者の視覚を通じて起こさせる美感に基づいて行うものとされており（意匠法24条2項），この類否の判断は，両意匠の構成を全体的に観察した上，意匠に係る物品の性質，用途，使用態様を考慮し，更には公知意匠にない新規な創作部分の存否等を参酌して，当該意匠に係る物品の看者となる取引者及び需要者が視覚を通じて最も注意を惹きやすい部分（要部）を把握し，この部分を中心に対比して認定された共通点と差異点を総合して，両意匠が全体として美感を共通にするか否かによって判断するのが相当である．

つまり，意匠に係る物品の性質，用途，使用態様を考慮し，新規な創作部分の存否を参酌した上で，その意匠の「要部」を決め，2つの意匠について「要部」を中心に対比する，という方法を採ります．ここで，2つの意匠が「要部」において相違している場合には，大抵の場合，非類似と判断されることになります．

意匠権侵害

意匠権者は，業として意匠発明及びこれに類似する意匠を実施する権利を専有することができるため，**他人の登録意匠又はこれに類似する意匠を，無断で，業として実施すれば，原則として意匠権侵害が成立することとなります**．そして，意匠権者または専用実施権者は，**侵害者に対し，実施行為（意匠権侵害行為）の差止請求や，被った損害について損害賠償請求を行うことができます（意匠法 37 条，39 条）**．

意匠権の存続期間は，設定登録日から20年になります（意匠法21条1項）．存続期間の起算日が出願日でない点で注意が必要です．

意匠法にも，実体的要件を満たしていない意匠権の成立を事後的に否定する意匠登録無効審判制度がありますが（意匠法48条），特許法にあるような異議申立制度はありません．このため，意匠登録無効審判は，利害関係人のみならず，何人も請求することができます（意匠法48条2項）．

第3章 その他の知的財産権

3 商標権

商標制度の意義

　商標法の保護対象は「**商標**」になります．「商標」とは，業として商品の販売や役務の提供などについて使用される文字，図形，記号等です．商標法も，商標権者に独占排他的な権利を付与する点で，その他の法律と共通しますが，特許法や実用新案法が技術的思想の創作を保護し，意匠法が意匠の創作を保護するのに対して，商標法では，商標に化体する業務上の信用を保護するという点で，他の法律と大きく異なります．商標は，自己の商品又は役務を他の商品又は役務と区別するという機能（このような機能を「**自他商品識別機能**」といいます．），同一の商標を付した商品又は役務は，同じ生産者，販売者又は提供者によるものであることを認識させる機能（このような機能を「**出所表示機能**」といいます．），同一の商標を付した商品又は役務は，同じ品質・質を備えていることを保証する機能（このような機能を「**品質保証機能**」といいます．）などの基本的機能を有しますが，このような商標を，一定の商品や役務について継続して使用することによって，その商標は業務上の信用を獲得していくことになります．商標法はこのような商品に化体する業務上の信用を保護することを目的としています．このため，存続期間も更新することが可能であり，半永久的に独占排他権を維持することが可能となります．

　以下，商標法の概要について簡単に説明します．

商標登録出願書類

　商標権を取得するには，他の権利の場合と同様に，商標登録出願を特許庁長官に提出します（商標法5条1項）．前述したように，商標は，業として商品や役務について使用される文字，図形，記号等であるため，願書には，**商標登録を受けようとする商標**を記載し，**その商標を使用する一又は二以上の商品又は役務を指定する**必要があります（これを「**指定商品**」，「**指定役務**」といいます．）（商標法5条1項，6条1項）．

> 商標法5条　商標登録を受けようとする者は，次に掲げる事項を記載した願書に必要な書面を添付して特許庁長官に提出しなければならない．

一　商標登録出願人の氏名又は名称及び住所又は居所
二　商標登録を受けようとする商標
三　指定商品又は指定役務並びに第六条第二項の政令で定める商品及び役務の区分

商標法6条　商標登録出願は，商標の使用をする一又は二以上の商品又は役務を指定して，商標ごとにしなければならない．

下記に指定商品の例と指定役務の例を挙げます．

【登録商標】

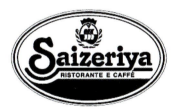

【商品及び役務の区分並びに指定商品又は指定役務】
第16類　ティッシュペーパー，トイレットペーパー，その他の紙類，衛生手ふき，紙製タオル，紙製手ふき，紙製ハンカチ，払拭紙，紙製テーブルナプキン，紙製テーブルクロス，紙及びセルロースを主材としてなる使い捨て幼児用おしめ，おしめの中敷きとして使用する紙及びセルロースを主材としてなる吸収用パッド，紙及びセルロースを主材としてなるよだれかけ，赤ちゃん用衛生体拭き，ベビー用ティッシュペーパー

[商標登録第4092654号より一部引用]

【登録商標】

【商品及び役務の区分並びに指定商品又は指定役務】
第43類　飲食物の提供

[商標登録第5092144号より一部引用]

実体的要件

　商標法も，特許法や意匠法と同様に，審査官による実体的審査が行われます．実体的要件としては，主として，商標法上の「**商標**」であること（商標法2条1項），**自己の**

業務に係る商品・役務について使用する商標であること（商標法3条1項柱書），自他商品識別機能，出所表示機能がある商標であること（商標法3条），公益的な観点や他人の利益を害する観点から登録すべきでない商標にあたらないこと（商標法4条）などがあります．

まず，商標法2条1項は，「商標」について，次のように規定します．

> 商標法2条　この法律で「商標」とは，人の知覚によつて認識することができるもののうち，文字，図形，記号，立体的形状若しくは色彩又はこれらの結合，音その他政令で定めるもの（以下「標章」という．）であつて，次に掲げるものをいう．
> 一　業として商品を生産し，証明し，又は譲渡する者がその商品について使用をするもの
> 二　業として役務を提供し，又は証明する者がその役務について使用をするもの（前号に掲げるものを除く．）

上記のとおり，商標は，人の知覚によって認識することができるもののうち，文字，図形，記号，立体的形状若しくは色彩又はこれらの結合，音その他政令で定めるものであるため，文字，図形，記号等からなる商標の他に，例えば，**動き商標**（文字や図形等が時間の経過に伴って変化する商標），**ホログラム商標**（文字や図形等がホログラフィーその他の方法により変化する商標），**色彩のみからなる商標**（単色又は複数の色彩の組合せのみからなる商標），**音商標**（音楽，音声，自然音等からなる商標であり，聴覚で認識される商標），**位置商標**（文字や図形等の標章を商品等に付す位置が特定される商標）も商標法の保護対象となります．

例えば，色彩のみからなる商標としては，次のようなものが登録されています．

【商標権者】
株式会社トンボ鉛筆
【登録商標】

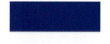

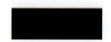

【商品及び役務の区分並びに指定商品又は指定役務】
第16類　消しゴム

（商標登録第5930334号より一部引用）

また，音商標としては，次のようなものが登録されています．

【商標権者】
大幸薬品株式会社
【登録商標】

（楽譜：Allegretto, Trumpet）

【商品及び役務の区分並びに指定商品又は指定役務】
第5類 胃腸薬

（商標登録第5985746号より一部引用）

次に，商標法3条は，商標が，**自己の業務に係る商品・役務について使用する商標**であること，**自他商品識別機能・出所表示機能がある商標であること**について規定します．例えば，パーソナルコンピューターという商品について，「パソコン」という普通名称からなる商標を使用しても，このような商標には，出所表示機能や自他商品識別機能がないことは明らかです．したがって，このような商標は商標登録を受けることができません（商標法3条1項1号）．他にも，単なる直線や円のように「極めて簡単で，かつ，ありふれた標章のみからなる商標」についても，通常は，出所表示機能や自他商品識別機能がないため，商標登録を受けることができません（商標法3条1項6号）．もっとも，このような商標であっても，使用された結果，需要者が何人かの業務に係る商品又は役務であることを認識することができるに至ることもあるので，このような場合は商標登録を受けることが可能になります（商標法3条2項）．

最後に，商標法4条は，公益的な観点や他人の利益を害する観点から**登録すべきでない商標にあたらないこと**を規定します．例えば，国旗と同一又は類似の商標は，公益的な観点から登録することができません（商標法4条1項1号）．また，他人の業務に係る商品等を表示するものとして需要者の間に広く認識されている商標又はこれに類似する商標であって，その商品若しくは役務又はこれらに類似する商品若しくは役務について使用するものについても，このような周知商標が付された商品又は役務と出所を混同してしまい，周知商標に蓄積された一定の信用を害するため，このような商標は商標登録を受けることができません（商標法4条1項10号）．

商標登録取得手続

商標権を取得するには，前述したとおり，商標登録を受けようとする商標，指定商品又は指定役務等を記載した願書を，特許庁長官に提出する必要があります．商標登録出

願がされると，実体的審査が始まりますので，特許法のように出願審査請求をする必要はありません．なお，商標登録出願がされると，出願が公開され，願書に記載された商標，指定商品又は指定役務等が公報に掲載されます（商標法12条の2）．

実体的審査の結果，審査官が実体的要件を満たさないと判断した場合には，出願人に対して，拒絶理由通知を出し，相当な期間を指定して，出願人に意見書を提出する機会を与えなければなりません（商標法15条，15条の2）．この点は，特許法や意匠法と同様です．

審査官は，商標登録出願について拒絶の理由を発見しないときは，商標登録をすべき旨の査定をします（商標法16条）．この場合には，商標査定の謄本の送達があった日から30日以内に登録料が支払われることを条件に，商標権の設定登録がされます（商標法18条2項，40条1項，41条1項）．

商標権の効力

商標権の設定登録がされることにより，商標権が発生し（商標法18条1項），商標権者は，指定商品又は指定役務について登録商標の使用をする権利を専有することができます（意匠法25条）．

> 商標法25条　商標権者は，指定商品又は指定役務について登録商標の使用をする権利を専有する．ただし，その商標権について専用使用権を設定したときは，専用使用権者がその登録商標の使用をする権利を専有する範囲については，この限りでない．

これに加えて，商標法では，次の行為を侵害行為とみなす規定があります（商標法37条1号）．

> 商標法37条　次に掲げる行為は，当該商標権又は専用使用権を侵害するものとみなす．
> 一　指定商品若しくは指定役務についての登録商標に類似する商標の使用又は指定商品若しくは指定役務に類似する商品若しくは役務についての登録商標若しくはこれに類似する商標の使用

この2つの規定をまとめると，商標権者は，他人による，指定商品若しくは指定役務についての登録商標の使用と（商標法25条），自己の商標権のうちの類似範囲の商標の使用（37条1号）を排除することができることになります（表3-1）．

表 3-1　商標権の侵害／非侵害

	商標の同一／類否		
商品・役務の同一／類否	同一	類似	非類似
同一	侵害（25 条）	みなし侵害（37 条 1 号）	非侵害
類似	みなし侵害（37 条 1 号）	みなし侵害（37 条 1 号）	非侵害
非類似	非侵害	非侵害	非侵害

ここで，商標の類否は，裁判所では一般的に次の手法により判断されます．

> 商標の類否は，対比される商標が同一又は類似の商品又は役務に使用された場合に，その商品又は役務の出所につき誤認混同を生ずるおそれがあるか否かによって決すべきであるが，それには，使用された商標がその外観，観念，称呼等によって取引者に与える印象，記憶，連想等を総合して全体的に考察すべく，しかも，その商品又は役務に係る取引の実情を明らかにし得る限り，その具体的な取引状況に基づいて判断するのが相当である

（最判昭 43 年 2 月 27 日民集 22 巻 2 号 399 頁，最判平 9 年 3 月 11 日民集 51 巻 3 号 1055 頁参照）

また，商標は，複数の構成部分を組み合わせた商標（このような商標を「**結合商標**」といいます．）である場合が多く，このような場合には，その商標の構成部分の一部だけを取り出して，他人の商標と比較することが可能であるかが問題になります．裁判所では，通常，次の手法でこの是非について判断します．

> 複数の構成部分を組み合わせた結合商標については，商標の各構成部分がそれを分離して観察することが取引上不自然であると思われるほど不可分的に結合していると認められる場合においては，その構成部分の一部を抽出し，この部分だけを他人の商標と比較して類否を判断することは，原則として許されないが，他方で，商標の構成部分の一部が取引者又は需要者に対し，商品又は役務の出所識別標識として強く支配的な印象を与える場合や，それ以外の部分から出所識別標識としての称呼，観念が生じない場合などには，商標の構成部分の一部だけを取り出して，他人の商標と比較し，その類否を判断することが許されるものと解される．

（最判昭 38 年 12 月 5 日民集 17 巻 12 号 1621 頁，最判平 5 年 9 月 10 日民集 47 巻 7 号 5009 頁，最判平 20 年 9 月 8 日裁判集民事 228 号 561 頁参照）

商標権侵害

前述したように，商標権者は，他人による，指定商品若しくは指定役務についての登録商標の使用と（商標法25条），自己の商標権のうちの類似範囲の商標の使用（37条1号）を排除することができます．したがって，他人が，登録商標と同一又は類似の商標を，指定商品等と同一又は類似する商品等について使用すれば，原則として商標権侵害が成立することとなります．そして，商標権者又は専用使用権者は，侵害者に対し，実施行為（商標権侵害行為）の差止請求や，被った損害について損害賠償請求を行うことができます（商標法36条，38条）．

ここで「商標の使用」とは，次のものを言います．

> 商標法2条
> 3　この法律で標章について「使用」とは，次に掲げる行為をいう．
> 一　商品又は商品の包装に標章を付する行為
> 二　商品又は商品の包装に標章を付したものを譲渡し，引き渡し，譲渡若しくは引渡しのために展示し，輸出し，輸入し，又は電気通信回線を通じて提供する行為
> 三　役務の提供に当たりその提供を受ける者の利用に供する物（譲渡し，又は貸し渡す物を含む．以下同じ．）に標章を付する行為
> 四　役務の提供に当たりその提供を受ける者の利用に供する物に標章を付したものを用いて役務を提供する行為
> 五　役務の提供の用に供する物（役務の提供に当たりその提供を受ける者の利用に供する物を含む．以下同じ．）に標章を付したものを役務の提供のために展示する行為
> 六　役務の提供に当たりその提供を受ける者の当該役務の提供に係る物に標章を付する行為
> 七　電磁的方法（電子的方法，磁気的方法その他の人の知覚によつて認識することができない方法をいう．次号において同じ．）により行う映像面を介した役務の提供に当たりその映像面に標章を表示して役務を提供する行為
> 八　商品若しくは役務に関する広告，価格表若しくは取引書類に標章を付して展示し，若しくは頒布し，又はこれらを内容とする情報に標章を付して電磁的方法により提供する行為
> 九　音の標章にあつては，前各号に掲げるもののほか，商品の譲渡若しくは引渡し又は役務の提供のために音の標章を発する行為
> 十　前各号に掲げるもののほか，政令で定める行為

ところで，上述したように，商標法は，自他商品識別機能，出所表示機能等を有する商標を継続的に使用することにより，商標に化体した業務上の信用を保護することを目

的としているため，仮に，他人が，登録商標と同一又は類似の商標を，指定商品等と同一又は類似する商品等について使用していたとしても，その使用形態が，自他商品識別機能，出所表示機能を発揮する形での使用ではなかった場合には，もはや商標として使用ということはできず，形式的に登録商標の使用にあたる行為であったとしても，商標権侵害を構成することにはなりません（商標法26条1項6号）．

商標権の存続期間は，設定登録日から10年であり，存続期間は，商標権者の更新登録の申請により更新することが可能です（商標法19条1項2項）．したがって，商標権は，存続期間も更新をし続けることで，半永久的に維持することが可能となります．

商標法にも，実体的要件を満たしていない商標権の成立を事後的に否定する商標異議申立制度（商標法43条の2），商標登録無効審判制度（商標法46条）が存在します．

第3章 その他の知的財産権

4 不正競争防止法

はじめに

　第2章で説明した特許権，本章で説明してきた実用新案権，意匠権及び商標権は，産業財産権といい，特許庁に出願することにより，一定期間，独占排他的な権利を取得することができます．しかし，保護したい対象が産業財産権法による保護対象とは異なる場合や，特許庁に所定の出願を行っていなかったため，産業財産権を取得できなかった場合などは，産業財産権法による保護を受けることができません．このような場合であっても，不正競争防止法2条1項各号（1号～22号）が規定する不正競争行為に該当すれば，同法による保護を受けることが可能です．

　不正競争防止法は，産業財産権法と異なり，独占排他的な権利を付与する法律ではありませんが，不正競争防止法上の「不正競争」にあたる行為に対して，差止請求や損害賠償請求などをすることが可能です．

　以下では，代表的な不正競争行為について説明します．

周知な商品等表示との混同惹起行為（不競法2条1項1号）

　不正競争防止法2条1項1号は，不正競争として，周知な商品等表示と混同を惹起する行為を挙げます．本号は，周知な商品等表示に化体された営業上の信用を保護することで，事業者間の公正な競争を確保しようとするものになります．

> 不正競争防止法2条　この法律において「不正競争」とは，次に掲げるものをいう．
> 一　他人の商品等表示（人の業務に係る氏名，商号，商標，標章，商品の容器若しくは包装その他の商品又は営業を表示するものをいう．以下同じ．）として需要者の間に広く認識されているものと同一若しくは類似の商品等表示を使用し，又はその商品等表示を使用した商品を譲渡し，引き渡し，譲渡若しくは引渡しのために展示し，輸出し，輸入し，若しくは電気通信回線を通じて提供して，他人の商品又は営業と混同を生じさせる行為

　「**商品等表示**」とは，人の業務に係る氏名，商号，商標，標章，商品の容器若しくは

包装その他の商品又は営業を表示するものをいい，例えば，企業の商号，サービスマーク，芸名などが挙げられます．

ここで，商品の形態自体も，「商品等表示」に該当する場合があります．商品の形態は，商標とは違って，元々商品の出所を表示する目的で選択されているわけではありませんが，商品の形態自体が特定の出所を表示する二次的意味を有することがあり，このような場合には，商品の形態であっても，「商品等表示」に該当することになります．裁判例では，商品の形態自体が特定の出所を表示する二次的意味を有して「商品等表示」に該当するためには，①商品の形態が客観的に他の同種商品とは異なる顕著な特徴を有しており（特別顕著性），かつ，②その形態が特定の事業者によって長期間独占的に使用され，又は極めて強力な宣伝広告や爆発的な販売実績等により，需要者においてその形態を有する商品が特定の事業者の出所を表示するものとして周知になっていること（周知性）を要するとしています（知財高判平成28年7月27日他多数）．商品の形態が「商品等表示」として認められた例として，アップル社のパソコンであるiMac，良品計画社のユニットシェルフなどが挙げられます．

次に，本号に該当するためには，**「他人の商品等表示として需要者の間に広く認識されているもの」**である必要があります．この周知性は，全国的に周知である必要はなく，一地方であっても保護すべき一定の事実状態が形成されていればその限りにおいて保護されると解されています．この点に関し，横浜地判昭和58年12月9日「勝烈庵事件」は，横浜市で「勝烈庵」の表示を使用してとんかつ料理店を営んでいる原告が，鎌倉市大船で「かつれつ庵」の表示を使用してとんかつ料理店を営んでいる被告Aと，静岡県富士市で「かつれつあん」の名でとんかつ料理店を営んでいる被告Bに対し，その表示の使用の差し止め等を求めた事案になりますが，裁判所は，原告の営業表示は横浜市付近を中心としてその周辺地域において広く認識されており，横浜市と鎌倉市との距離的近接性，生活圏として密接性，一体性を考慮すると，原告の「勝烈庵」という営業上の表示は，鎌倉市大船周辺においても周知であるとし，被告Aに対する請求を認めました．これに対し，原告の営業表示は静岡県富士市において周知であるとまでは認められないとして，被告Bに対する請求は求めませんでした．

また，本号に該当するためには，**周知の他人の商品等表示と同一若しくは類似の商品等表示を使用等**する必要があります．例えば，商品の缶容器の類似性が問題となった大阪地判平成9年1月30日「ミルク紅茶事件」は，図3-3に示す原告容器と被告容器は類似していると判断しました．

また，本号に該当するためには，周知の他人の商品等表示と同一若しくは類似の商品等表示を使用等することで，**「他人の商品又は営業と混同を生じさせる行為」**であることが必要になります．この他人の商品又は営業と**「混同を生じさせる行為」**とは，他人の周知の営業表示と同一又は類似のものを使用する者が，自己と他人とを同一営業主体として誤信させる行為のみならず，両者間にいわゆる親会社，子会社の関係や系列関係などの緊密な営業上の関係又は同一の表示の商品化事業を営むグループに属する関係が

原告容器　　　　　　　　被告容器

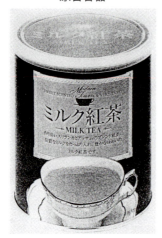
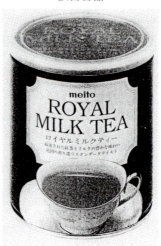

図 3-3　類似するとされた商品等表示の例（ミルク紅茶事件）

存すると誤信させる行為をも包含し，混同を生じさせる行為というためには両者間に競争関係があることを要しないとされています．この点について，最判平成10年9月10日（スナックシャネル事件）は，シャネル社が，「スナックシャネル」の表示を使用して小規模な飲食店を経営する被告に対し，被告の営業表示の使用差し止め等を求めた事案で，被告の営業の内容は，その種類，規模等において現にシャネル・グループの営む営業とは異なるものの，「シャネル」の表示の周知性が極めて高いこと，シャネル・グループの属するファッション関連業界の企業においてもその経営が多角化する傾向にあること等の本件事実関係の下においては，被告の営業表示の使用により，一般の消費者が，被告とシャネル・グループの企業との間に緊密な営業上の関係又は同一の商品化事業を営むグループに属する関係が存すると誤信するおそれがあるとして，被告による被告営業表示を使用する行為は，「混同を生じさせる行為」に当たると判断しました．

著名な商品等表示の冒用行為（不競法2条1項2号）

不正競争防止法2条1項2号は，不正競争として，著名な商品等表示の冒用行為を挙げます．

> 不正競争防止法2条　この法律において「不正競争」とは，次に掲げるものをいう．
> 二　自己の商品等表示として他人の著名な商品等表示と同一若しくは類似のものを使用し，又はその商品等表示を使用した商品を譲渡し，引き渡し，譲渡若しくは引渡しのために展示し，輸出し，輸入し，若しくは電気通信回線を通じて提供する行為

本号は，不正競争防止法2条1項1号と異なり，他人の商品等表示が「**著名**」であ

ることを要しており，他方で，他人の商品又は営業と混同を生じさせる行為であることを要していません．これは，著名な商品等表示の場合は，個別の商品や営業を超えた独自の財産的価値を持つに至る場合があり，冒用者がこれを使用することで，たとえその商品や営業と混同が生じなくても，著名な商品等表示の財産的価値が害される事態が生じることによります．

このため，「著名」とは，不正競争防止法2条1項1号の周知性を超えた全国レベルでの著名性を必要とします．本号による著名な商品等表示にあたるとされたものとして，「MOSCHINO」「JACCS」「虎屋」「J-PHONE」「青山学院」「ELLE」「菊正宗」「Budweiser」「マクセル」等があります．

形態模倣行為（不競法2条1項3号）

不正競争防止法2条1項3号は，不正競争として，商品形態の模倣行為を挙げます．

> 不正競争防止法2条　この法律において「不正競争」とは，次に掲げるものをいう．
> 三　他人の商品の形態（当該商品の機能を確保するために不可欠な形態を除く．）を模倣した商品を譲渡し，貸し渡し，譲渡若しくは貸渡しのために展示し，輸出し，又は輸入する行為

本号の趣旨は，商品開発者が商品化に当たって資金又は労力を投下した成果が模倣されると，商品開発者の市場先行の利益が著しく減少する一方，模倣者は，開発，商品化に伴う危険負担を大幅に軽減して市場に参入でき，これを放置すれば，商品開発，市場開拓の意欲が阻害されることため，先行開発者の商品の創作性や権利登録の有無を問うことなく，簡易迅速な保護手段を先行開発者に付与することにより，事業者間の公正な商品開発競争を促進する点にあります．

本号における「**他人の商品**」について，知財高判平成28年11月30日「加湿器事件」は，上述した本号の趣旨から，資金又は労力を投下して取引の対象となし得るものであること，つまり，「商品化」が完了した物品であればよく，必ずしも販売されていることまでを要さないと判断しました．

次に，本号における「**商品の形態**」とは，需要者が通常の用法に従った使用に際して知覚によって認識することができる商品の外部及び内部の形状並びにその形状に結合した模様，色彩，光沢及び質感をいいます（不正競争防止法2条4項）．前掲の知財高判平成28年11月30日「加湿器事件」は，この点に関して，商品の内部の形状は，需要者が通常の用法に従った使用に際して知覚によって認識することができるものでなければ，商品の形態を構成しないと判断しました．

また，「**模倣**」とは，他人の商品の形態に依拠して，これと実質的に同一の形態の商品を作り出すことをいいます（不正競争防止法2条5項）．この点について，東京高判

原告商品　　　　　　　　被告商品

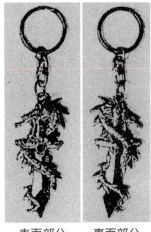
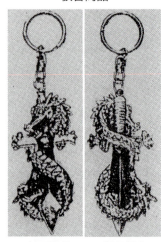

表面部分　　裏面部分　　　　表面部分　　裏面部分

図 3-4　形態模倣ではないとされた例（ドラゴンソードキーホルダー事件）

平成 10 年 2 月 26 日「ドラゴンソードキーホルダー事件」は，仮に，商品の形態が既に存在する他人の商品の形態と相違するところがあったとしても，その相違がわずかな改変に基づくものであって，酷似しているものと評価できるような場合には，実質的に同一の形態であるというべきであるが，当該改変の着想の難易，改変の内容・程度，改変による形態的効果等を総合的に判断して，当該改変によって相応の形態上の特徴がもたらされ，既に存在する他人の商品の形態と酷似しているものと評価できないような場合には，実質的に同一の形態とはいえないと判示しました．そして，2 つのキーホルダーは，酷似しているとまでは認められないと判断しました（図 3-4）．

なお，不正競争防止法は，「日本国内において最初に販売された日から起算して 3 年を経過した商品」については，当該商品を譲渡等する行為に形態模倣の規定は適用しないと定めているので，注意が必要です（不正競争防止法 19 条 1 項 5 号イ）．ここで，「最初に販売された日」に係る「商品」について，東京地判平成 29 年 2 月 24 日「テント事件」は，保護を求める商品の形態を具備した最初の商品を意味し，このような商品の形態を具備しつつ若干の変更を加えた後続商品は意味しないと判断しています．

不正競争防止法上の救済手段

上述したような不正競争防止法上の「**不正競争**」に該当する行為がある場合であって，その不正競争によって営業上の利益を侵害され，又は侵害されるおそれがある場合には，その営業上の利益を侵害する者又は侵害するおそれがある者に対し，その侵害の停止又は予防を請求することができます（不正競争防止法 3 条）．また，故意又は過失により，不正競争を行って他人の営業上の利益を侵害した者に対しては，損害賠償請求をすることができます（不正競争防止法 4 条）．

索引

あ

意見書 …………………………………… 76
意匠権 …………………………………… 120
意匠の類否 ……………………………… 125
引用 ……………………………………… 33
延長された特許の効力 ………………… 106
延長登録制度の意義 …………………… 101

か

外国著作物 ……………………………… 17
共同著作物 ……………………………… 31
　　──の権利行使 …………………… 48
拒絶理由通知 ……………………… 73, 76
均等侵害 ………………………………… 89
警告書 …………………………………… 92
結合商標 ………………………………… 131
権利制限規定 …………………………… 33
公然 ……………………………………… 67
後発医薬品 ……………………………… 108

さ

最後の拒絶理由通知 …………………… 76
最初の拒絶理由通知 …………………… 76
差止請求 ………………………………… 88
サポート要件 …………………………… 69
産業上利用可能 ………………………… 65
試験または研究の例外 ………………… 83
自然法則 ………………………………… 64
思想又は感情 …………………………… 2
実施可能要件 …………………………… 69
実用新案技術評価制度 ………………… 117
実用新案法 ……………………………… 114

写真の著作物性 ………………………… 10
商標権 …………………………………… 126
商標の機能 ……………………………… 126
商標の類否 ……………………………… 131
商品等表示 ……………………………… 134
職務著作 ………………………………… 27
職務発明 ………………………………… 97
新規性 …………………………………… 66
進歩性 …………………………………… 68
図表の著作物性 ………………………… 6
請求項 …………………………………… 60
先使用権 ………………………………… 94
先発医薬品 ……………………………… 108
専用実施権 ……………………………… 82
創作性 …………………………………… 4
相当の対価 ……………………………… 98
相当の利益 ……………………………… 100
属地主義 ………………………………… 73
損害賠償額の算定 ……………………… 111
損害賠償請求 …………………………… 88

た

著作権侵害の意義 ……………………… 40
著作権の主体 …………………………… 27
著作財産権 ……………………………… 19
著作財産権の保護期間 ………………… 21
著作者人格権 …………………………… 19
　　──の保護期間 …………………… 24
　　──不行使条項 …………………… 25
著作物 …………………………………… 2
著作物性 ………………………………… 2
通常実施権 ……………………………… 82
データベースの著作物 ………………… 17
転載 ……………………………………… 37

特許異議申立制度 …………………………… 80
特許協力条約（PCT） …………………… 79
特許権の効力 ………………………………… 80
　　――が及ばない範囲 …………………… 83
特許査定 ……………………………………… 77
特許請求の範囲 ……………………………… 57
特許無効審判制度 …………………………… 81
特許無効の抗弁 ……………………………… 94

は

発明の定義 …………………………………… 64
パテントクリフ ……………………………108
パブリック・ドメイン ……………………… 24
パリルート …………………………………… 78
頒布された刊行物 …………………………… 67
表現 ……………………………………………… 5
複製 …………………………………………… 43

不正競争防止法 ……………………………134
文芸，学術，美術又は音楽の範囲に属する
　　もの ………………………………………… 5
文章の著作物性 ……………………………… 12
ベルヌ条約 …………………………………… 18
編集著作物 …………………………………… 15
方法の発明 ……………………………… 58, 59
補正 …………………………………………… 77
翻案 …………………………………………… 43

ま

明確性要件 …………………………………… 71
明細書 …………………………………… 57, 60
物の発明 ………………………………… 58, 59
物を生産する方法の発明 …………………… 58
模倣 …………………………………………137
文言侵害 ……………………………………… 89

理系のための知的財産権

2019年8月1日　1版1刷　　　　　　　　　　　　　　　　Ⓒ2019

著　者
服部　誠　黒田　薫
（はっとり　まこと）（くろだ　かおる）

発行者
株式会社　南山堂　代表者　鈴木幹太
〒113-0034　東京都文京区湯島 4-1-11
TEL 代表 03-5689-7850　　www.nanzando.com

ISBN 978-4-525-03031-5　　定価（本体 2,700 円 + 税）

[JCOPY] <出版者著作権管理機構　委託出版物>

複製を行う場合はそのつど事前に(一社)出版者著作権管理機構(電話03-5244-5088, FAX 03-5244-5089, e-mail: info@jcopy.or.jp)の許諾を得るようお願いいたします.

本書の内容を無断で複製することは，著作権法上での例外を除き禁じられています．また，代行業者等の第三者に依頼してスキャニング，デジタルデータ化を行うことは認められておりません．